新型コロナ感染

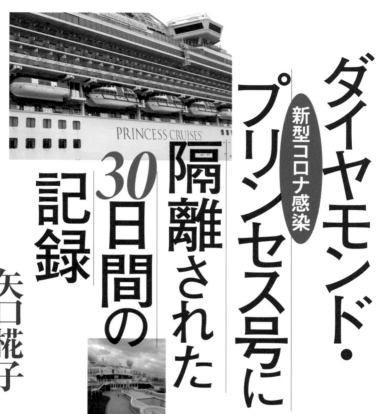

ダイヤモンド・プリンセス号に隔離された30日間の記録

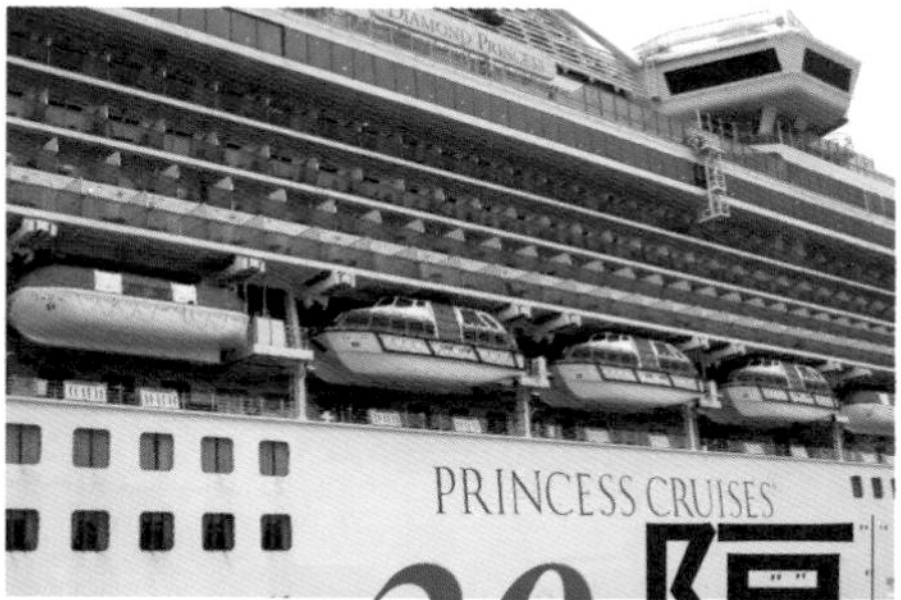

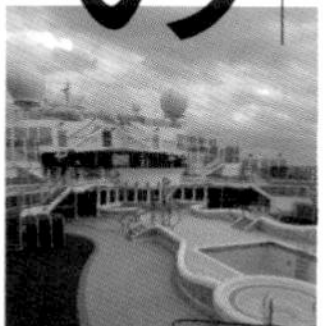

矢口椛子
yaguchi kako

合同出版

ダイヤモンド・プリンセス号に乗り合わせ、
不幸にしてお亡くなりになった方々のご冥福を心よりお祈りいたします。
私たちは幸いにも感染を免れました。
医療従事者、スタッフの皆様のご営為の賜物と感謝いたしております。

冬を越えダイヤの光世に放たむ　椛子

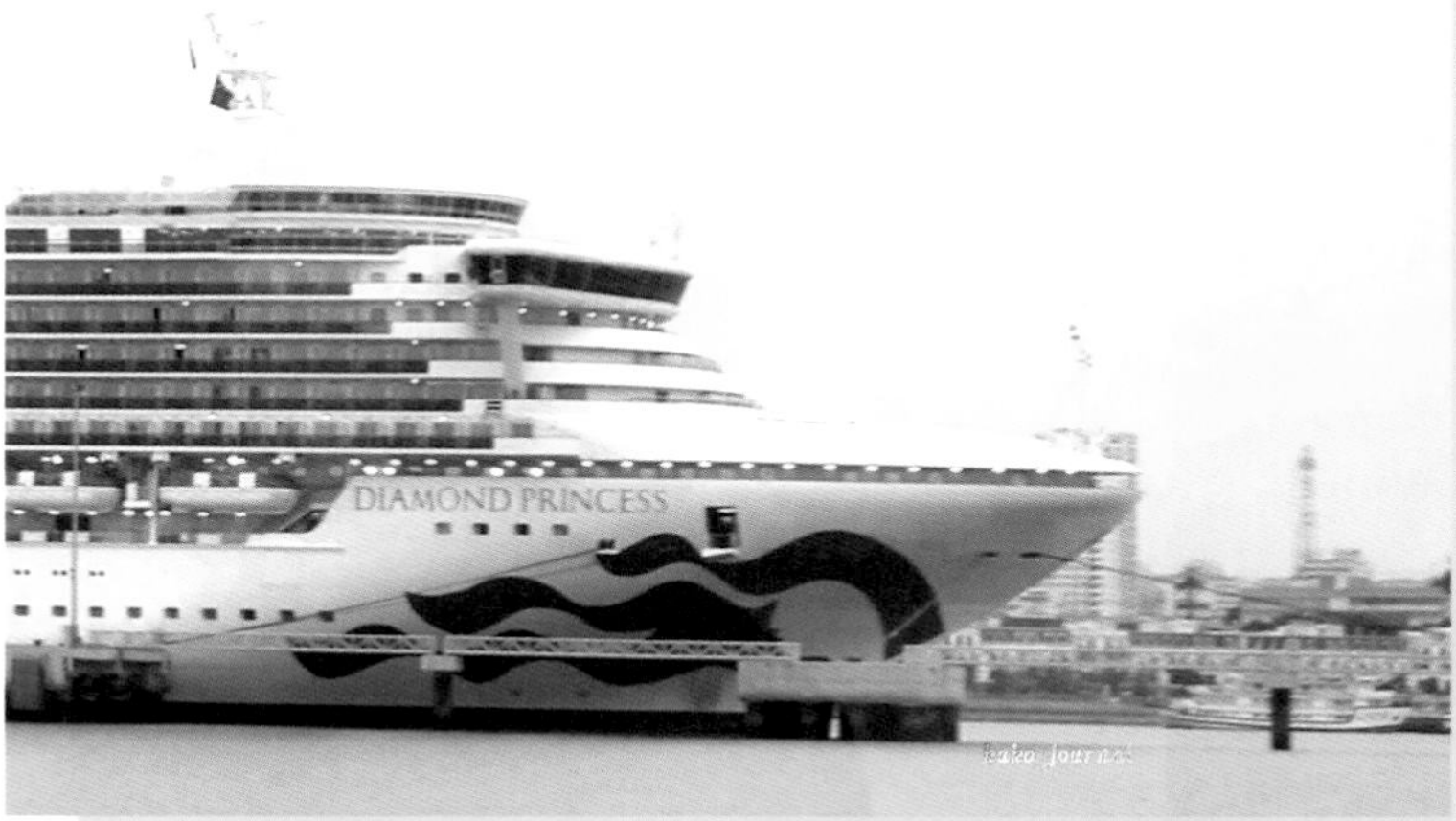

ダイヤモンド・プリンセス号船首（2020年1月28日ベトナム、カイラン港にて撮影）

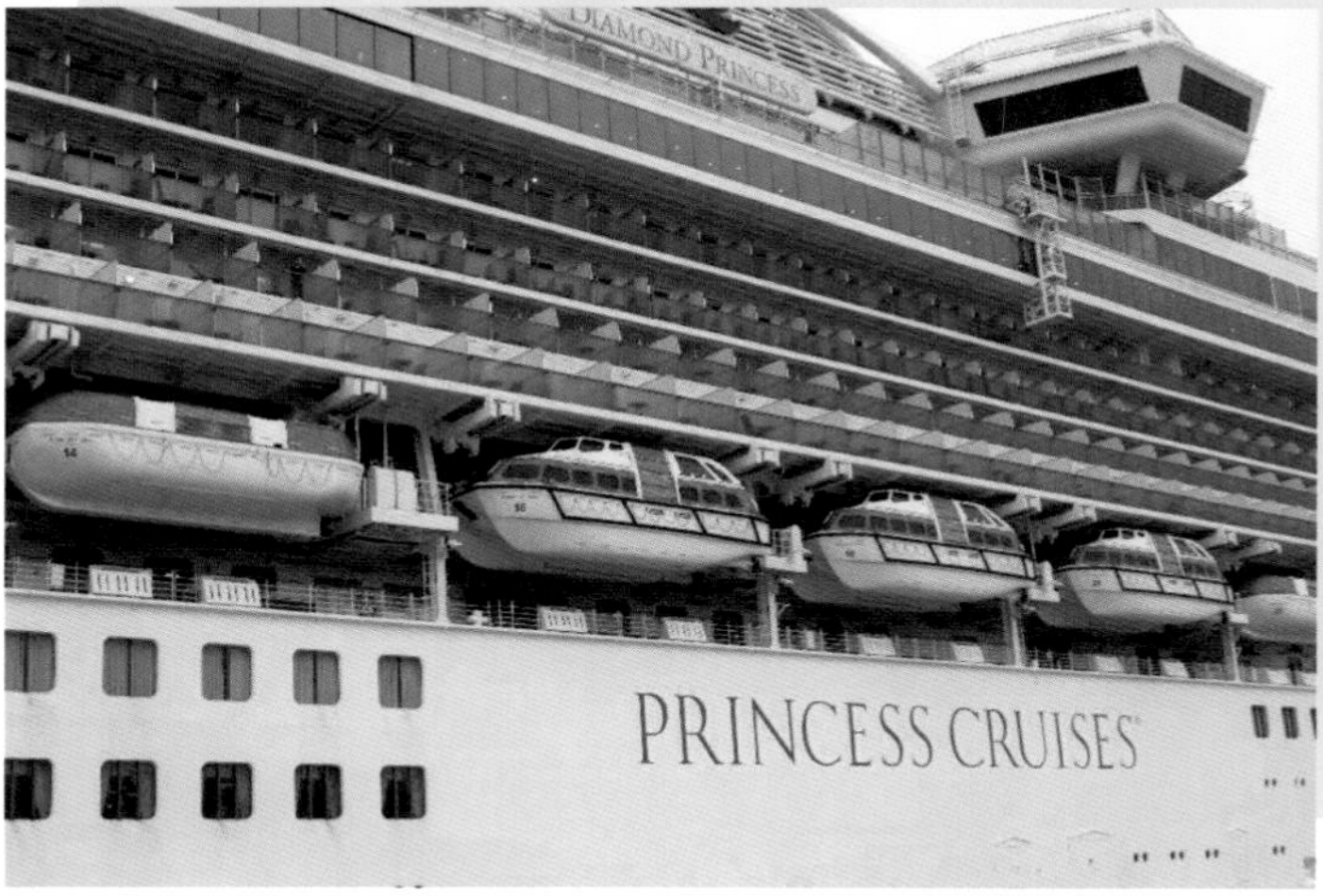

ダイヤモンド・プリンセス号船腹（2020年1月22日鹿児島港にて撮影）

陸から見えるダイヤモンド・プリンセス号（2020年1月28日ベトナム、カイラン港にて撮影）

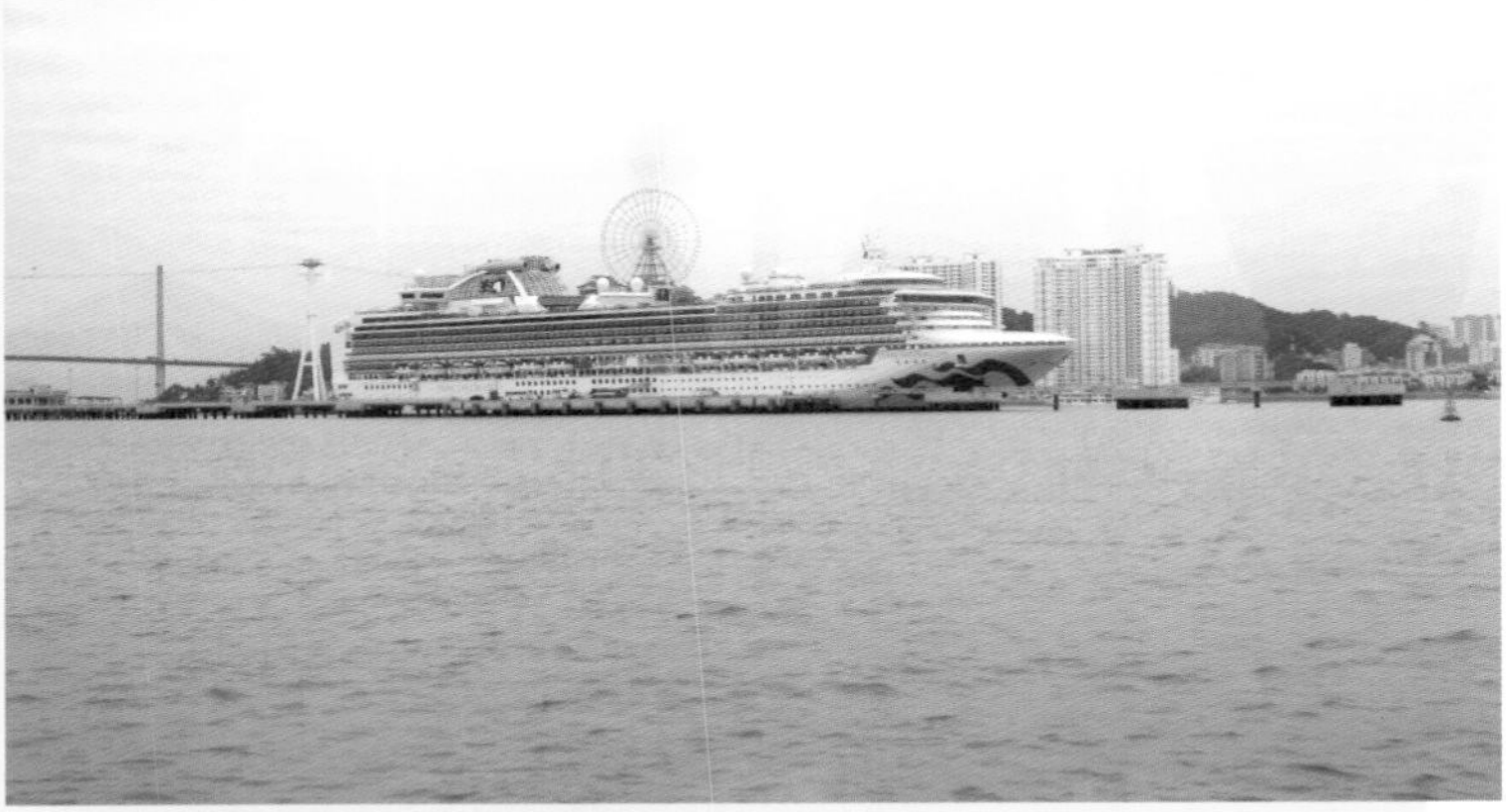

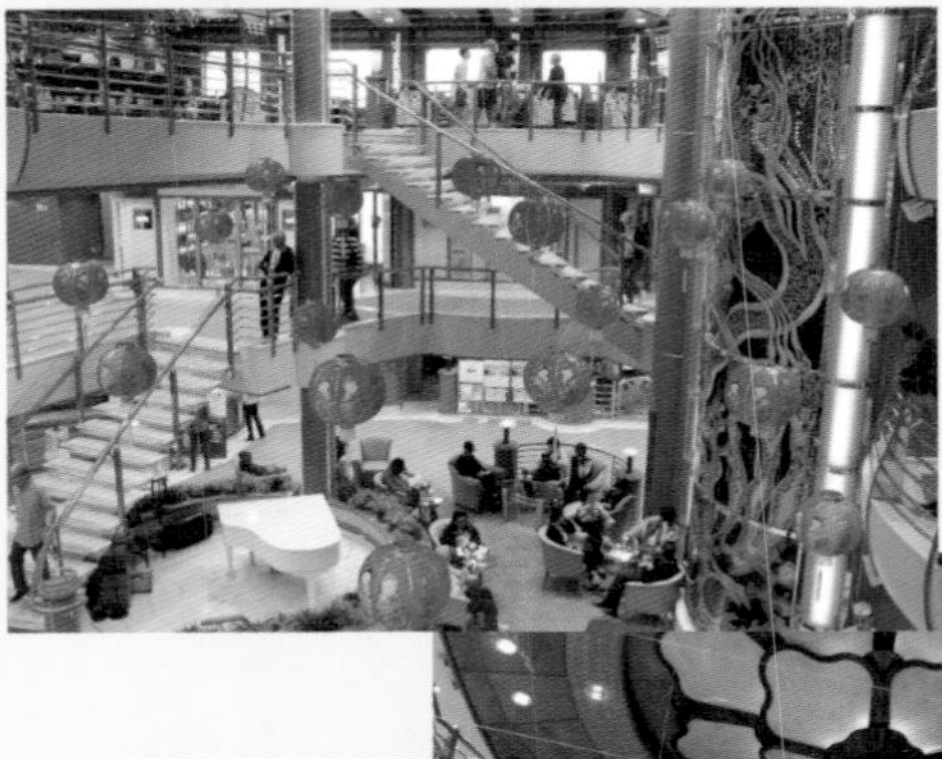

船内（2020年1月23日撮影）

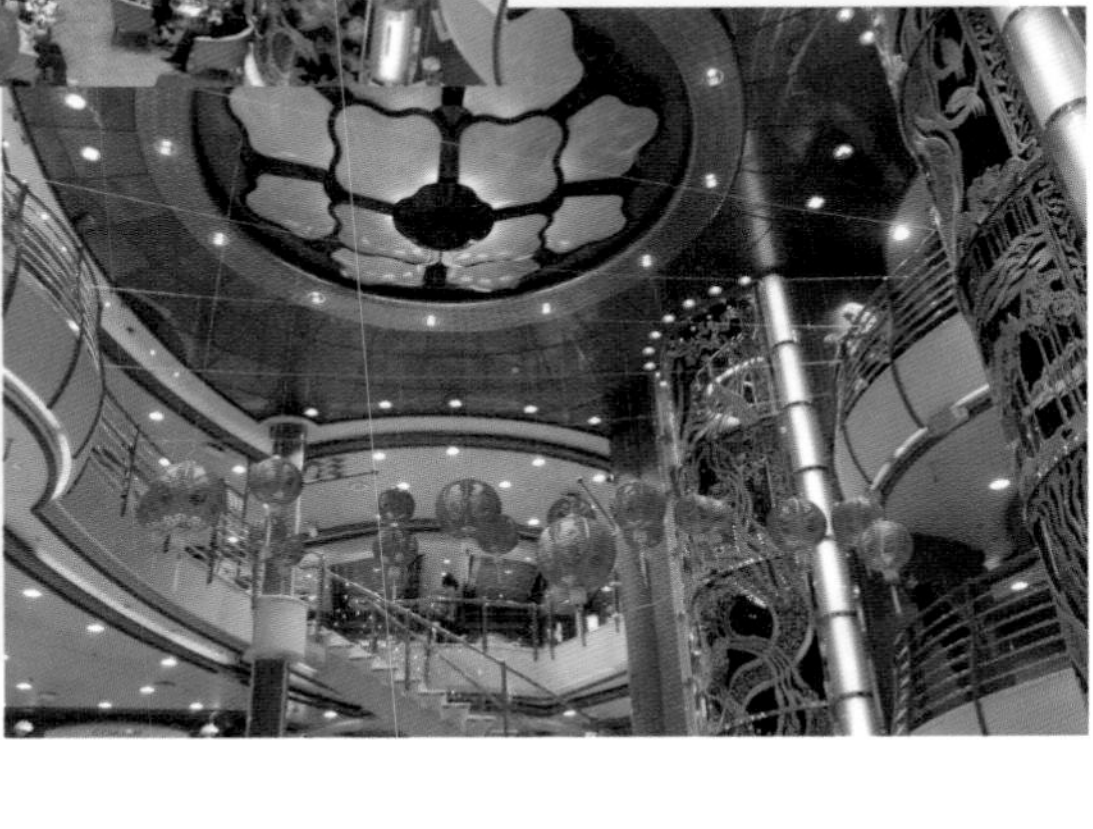

船内アトリウム
（2020年1月23日撮影）

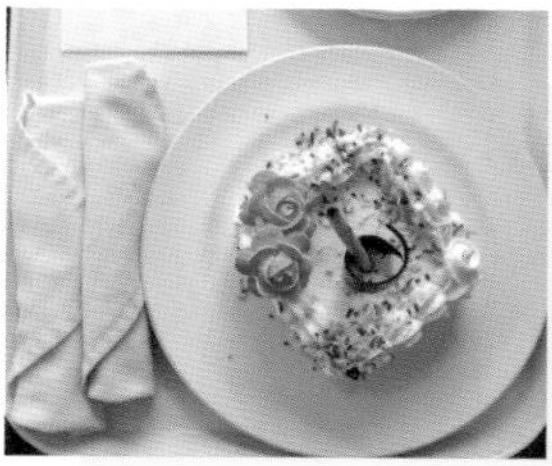

夫のバースデーケーキ
（2020年2月13日撮影）

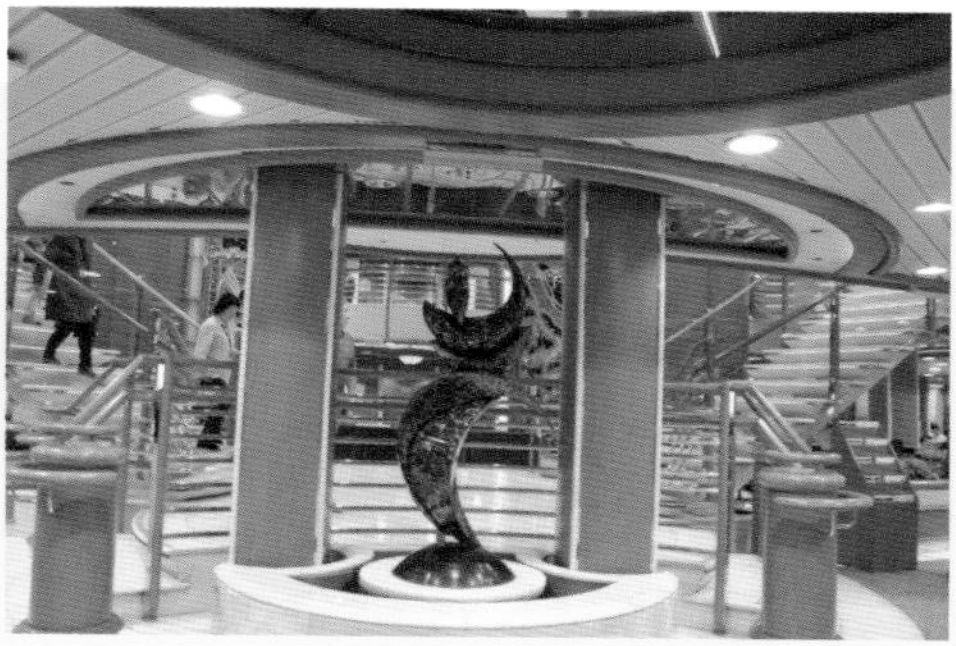

船内アトリウム（2020年1月23日撮影）

船内デッキ（2020年2月8日撮影）

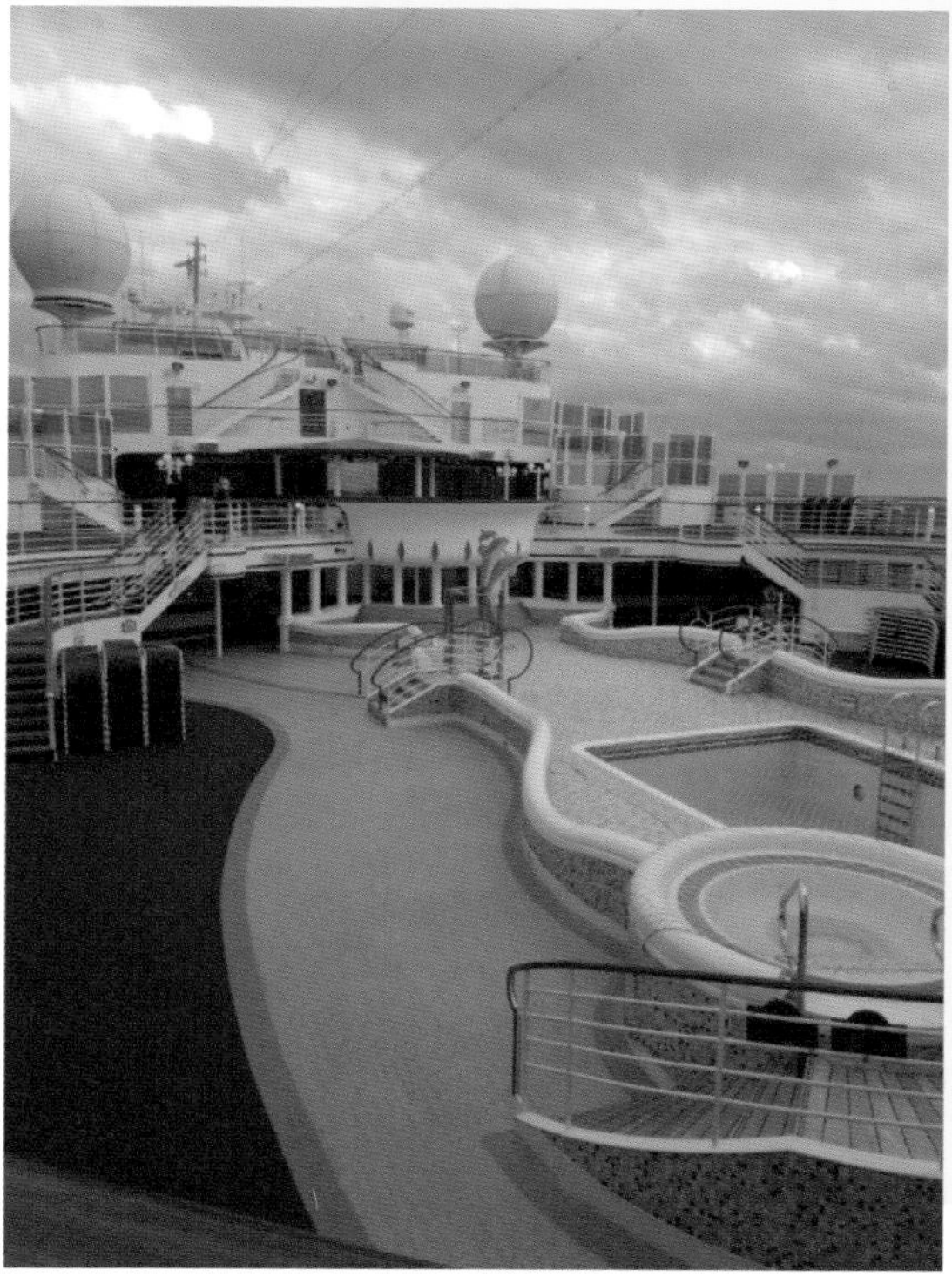

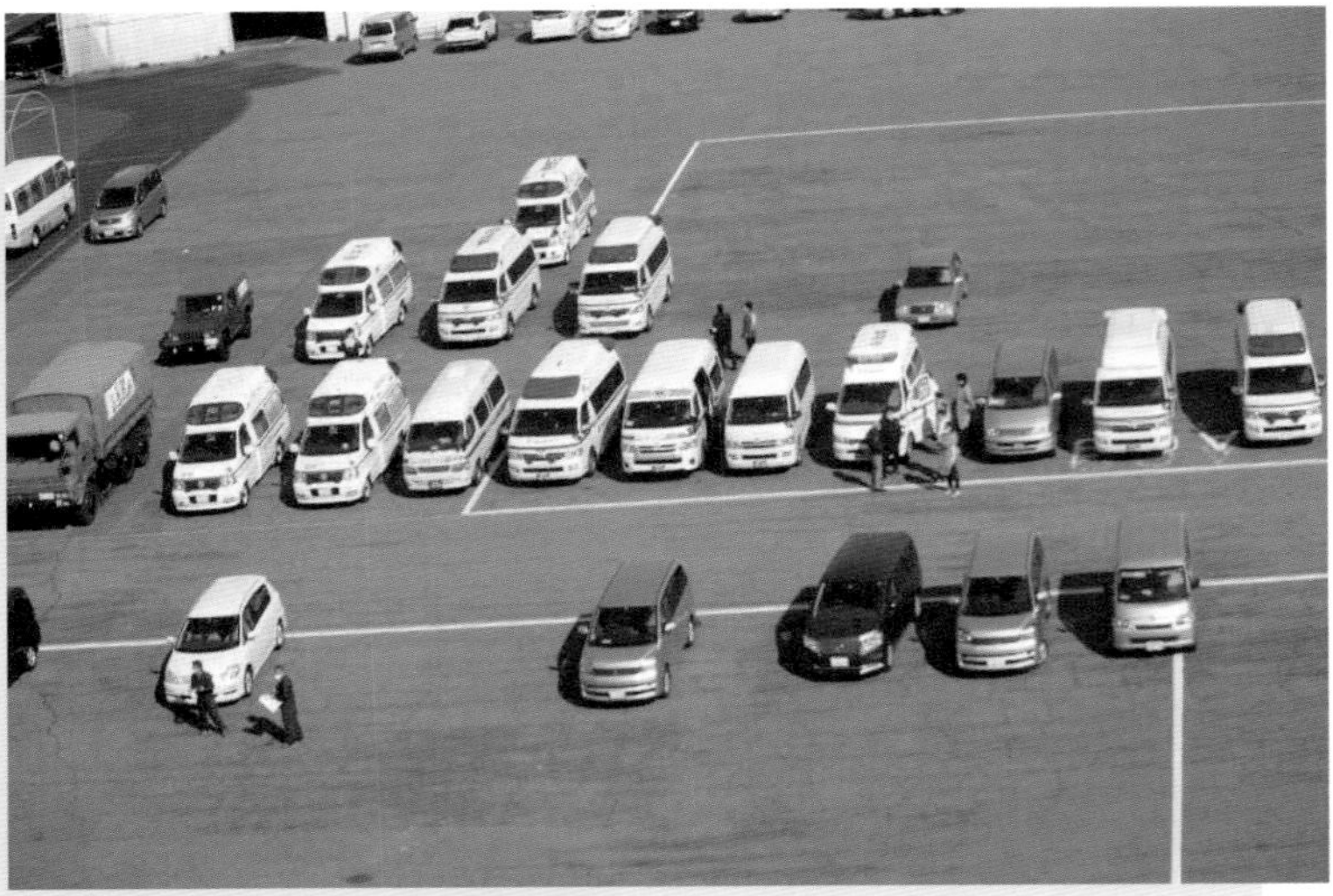

並ぶ救急車(2020年2月6日横浜港大黒ふ頭、バルコニーより撮影)

待機する救急隊員(2020年2月6日横浜港大黒ふ頭、バルコニーより撮影)

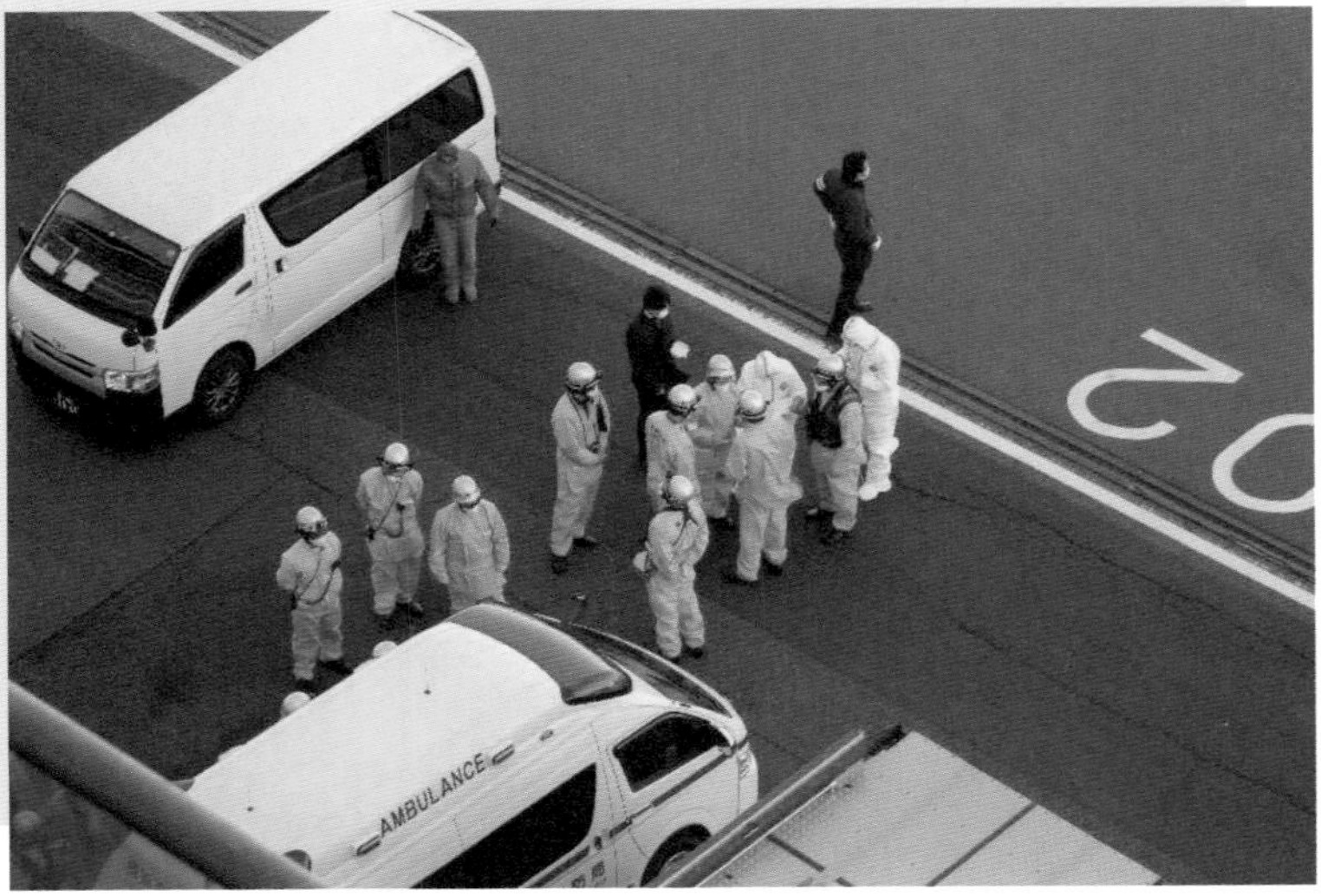

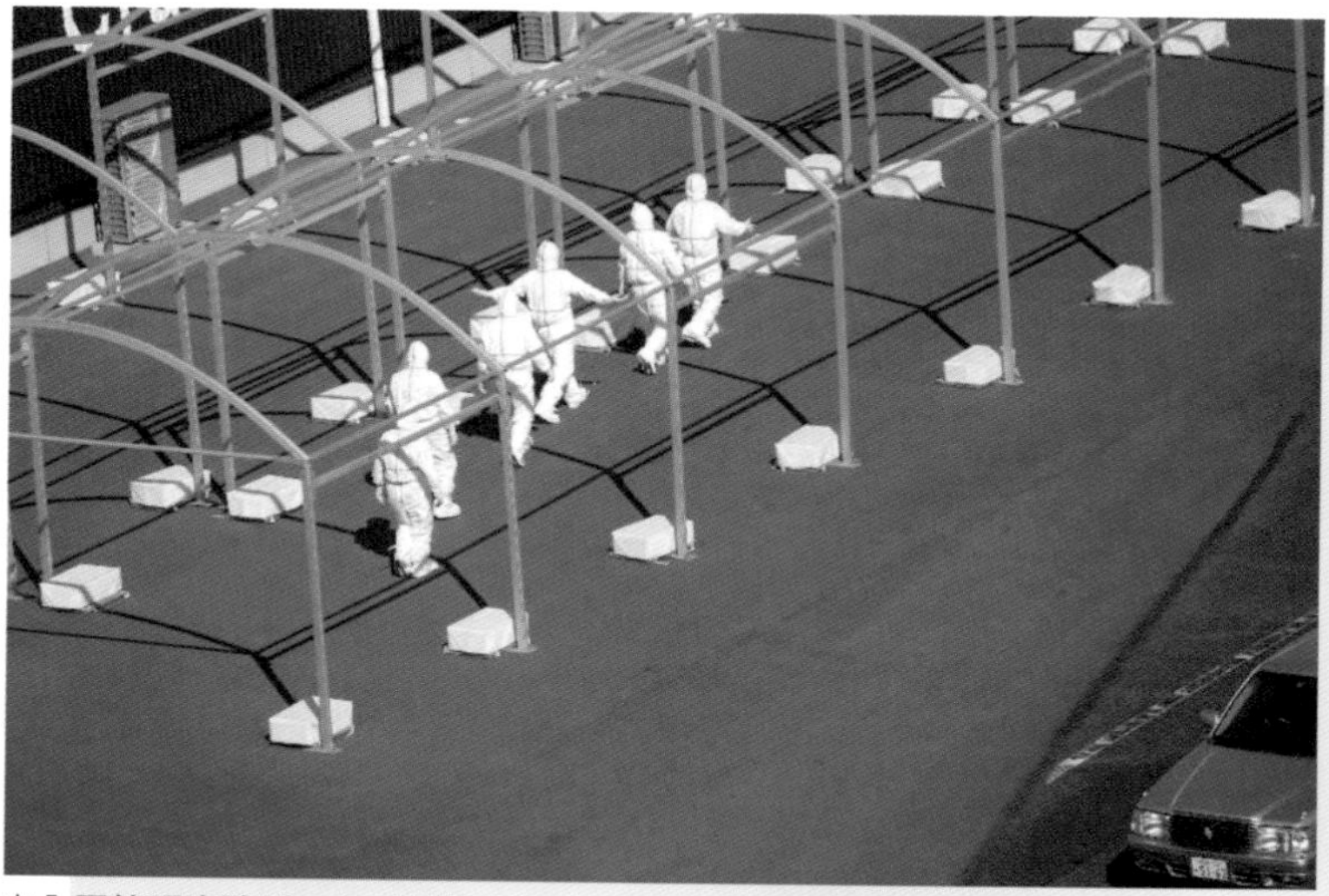

出入国管理事務所のある建物に向かっている防護服の隊列
(2020年2月11日横浜港大黒ふ頭、バルコニーより撮影)

感染者搬送(2020年2月7日横浜港大黒ふ頭、バルコニーより撮影)

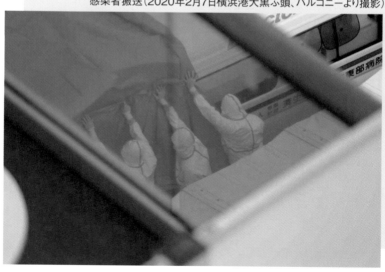

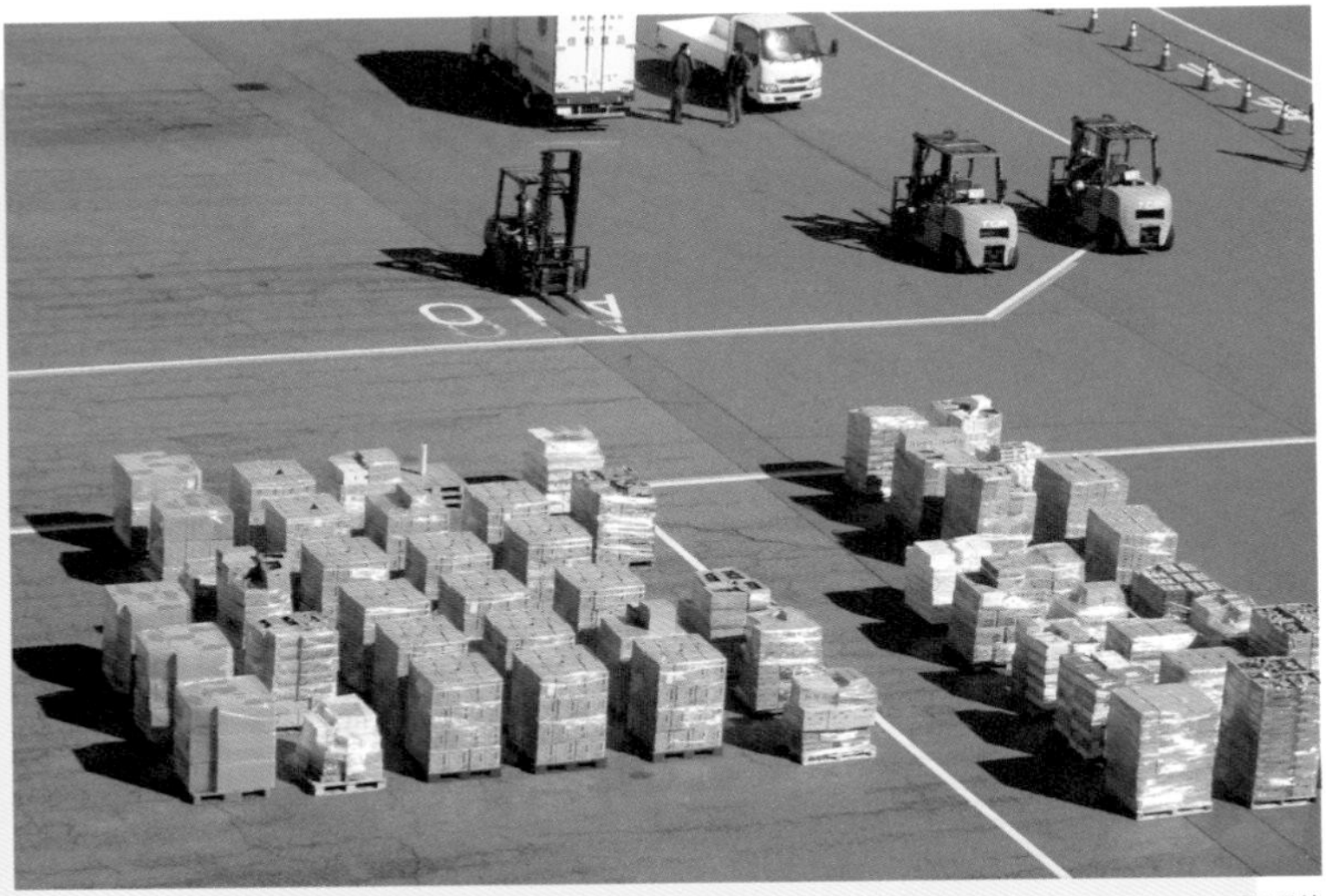

搬入予定の物資（2020年2月6日横浜港大黒ふ頭、バルコニーより撮影）

大黒ふ頭に集まってきた報道陣（2020年2月7日横浜港大黒ふ頭、バルコニーより撮影）

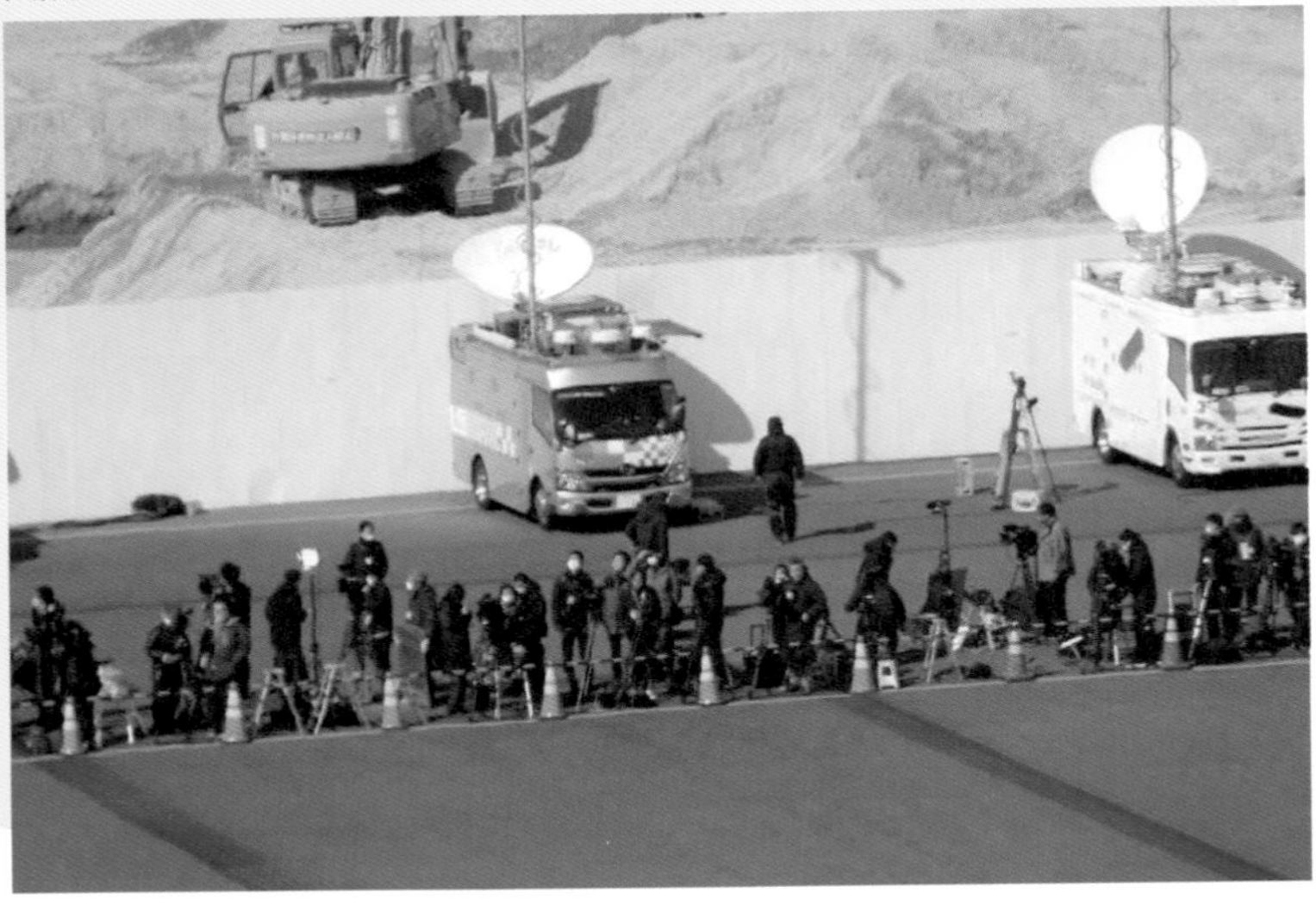

新型コロナ感染 ダイヤモンド・プリンセス号に隔離された30日間の記録

目次

第1章 船内隔離生活

第2章　経過観察期間

第3章　経過観察期間後

第4章　漂流する日本丸

■巻末資料

◆まえがきにかえて

3711人もの乗客乗員がダイヤモンド・プリンセス号に乗船していた。少し大きい村、2、3箇所ほどの人数だった。私たちは船室に隔離され、食事は与えられたが、体調不良を訴えても医療提供へのアクセスは困難だった。

外国の報道で、「第2の武漢」「リトル武漢」「海上の実験用シャーレ」など言われていることが、私たちの耳にも伝わってきた。

日毎の体験を思い出しながら、原稿を書くことは辛い作業だったが、私が精神的に解放されるためにも書き上げなければならないと思った。私たち乗客が孤立を感じた大きな要因は、自分を含めて、乗船者の全員が「コロナウイルスの感染者になるかもしれない」という恐怖と、「豪華客船」に乗った「どうしようもない人たち」というレッテル貼りだった。

あとで触れるが、「豪華客船」というレッテルは、「分譲アパート」あるいは「コンドミニアム（分譲集合住宅）」と言うべきところを「マンション（豪邸）」と宣伝しているのと似ている。お手頃価格で高齢者にやさしい旅行形態なので、多少余裕のある年金生活者にぴったりというのが、欧米での評価だろうし、実態に即しているだろう。クイーン・エリザベス号での世界一周クルージングがどのようなものかは私の知るところではないが。

隔離開始から終了まで、そして、その後に続いていた「経過観察期間」にも、「陸の人々」の反応に疎外を感じざるを得なかった。下船者の私たちは、クルーズ船に隔離されていたことを隠さなければ医療機関での受診ができなかった。保健所がコロナウイルス感染を疑った場合以外、自由に医療を受けることができなかった。

官邸は、ダイヤモンド・プリンセス号の集団感染に国民の耳目を集中させ、あたかも新型コロナ感染症の「現場」は、横浜港の大黒ふ頭にあるかのように誘導し、来るべき新型コロナウイルス対策を怠っていた。そして、政府の無策は今も続いている。

隔離された船室からも、政府、厚生労働省の対応の問題点が透けて見えた。日付ごとにテーマを挙げて書き綴ったが、新型コロナ感染症の伝染力の強さに怯え、厚労省の対応に憤る日々だった。その中でも希望の灯はあった。有志によって「船内隔離者緊急ネットワーク」が結成され、世話人の名で私も参加した要望書が船内対策本部の橋本岳厚労省副大臣に提出されたのだ。それを受けて、橋本副大臣から「検疫の終了・下船の見通しおよび支援体制について」という文書（91ページ参照）が配布されたが、あれだけ文書の提出を嫌がっていた政府が文書を出したことは、大きな成果だと思っている。

14日間も船内で隔離する必要があったのか。陸上での隔離は本当に無理だったのだろうか。日本中がダイヤモンド・プリンセス号と化すなかで、クルーズ船乗客の体験報告があれば、孤独感は軽減されるかもしれない。

隔離という非日常体験の中で、改めて世界のグローバル化の問題点、新自由主義経済の行き詰まり、今回のコロナ感染症への対応を一層困難にした医療費削減政策、食料自給率など、パンデミックが浮き彫りにした問題を考えてみた。こうした問題は多くの識者が達見を展開しているわけだから、浅薄なのは承知のうえである。バルコニーから望遠レンズで撮影した大黒ふ頭の様子（口絵参照）、乗客でなければ手に入らない配布文書を資料として添付した。こうした資料はできるだけ多くの方々に共有して頂くことが大切だと考えている。蔵から偶然見つかった日記や資料が従来の見解を大きく修正することがある。記録することの大切さは、カミュが小説『ペスト』の中でも強調している。

「めったにできない経験をしたのだから、よかったじゃない」という「はげまし」に傷ついたといえば、わがままだろうか。もっと深く、この経験を受け止めて欲しいという思いで書き上げた。
今そこにある危機と将来の危機のため、私たちの恐怖と不安の体験報告が今後を考える際の参考になればと切に願っている。

２０２０年９月

矢口椛子

第1章

船内隔離生活

■横浜港　大黒ふ頭からダイヤモンド・プリンセス号に夫と乗船

２０２０年１月20日（月）

大黒ふ頭は、ベイブリッジの鶴見区側の海に広がる島式ふ頭である。従来は貨物船専用のふ頭で、ベイブリッジから輸出を待つ乗用車が何百台も並んでいるのが見えた。

この大黒ふ頭が、政府のインバウンド政策の推進に伴ってクルーズ船の着岸地になった。ベイブリッジを通過するのが困難な大型クルーズ船は、２０２０年１月から大黒ふ頭を利用することになった。ダイヤモンド・プリンセス号が大黒ふ頭に停泊し、ここから出航するのは今回が初めてとのことだった。

タクシーに「大黒ふ頭、客船ターミナルまでお願いします」と言っても、「大黒ふ頭のどこにあるのですか？　海釣り公園なら行ったことがあるけれど」との返事だった。「行ってみれば分かるでしょう」ということになって、ベイブリッジを通って大黒ふ頭に向かった。案ずることはなかった。インターチェンジを降りてふ頭に向かうと横長の巨大マンションのような船体がすぐ目についた。

入国管理事務所のある建物は急ごしらえで、やけに天井の高いかまぼこ型の建築物だった。

中に入ると外国の方もたくさん乗船を待っていた。食堂はもちろん、飲み物の自販機もなかった。係の人に「昼食はどうするのですか」と聞くと、「船内で召し上がれますよ」とのことだった。

船内はあまりに広いので、慣れるまで迷子になりそうだった。「これから16日間の快適な船旅を楽しむことができるのだ！」と私たちは嬉しかった。船旅を終えてしばらくすれば、夫の73歳の誕生日だ。誕生日は下船してから地上で祝うことになる。

5、6年前に「にっぽん丸」のクルーズツアーを利用したことがある。商船三井が運営する日本人向けの小型客船だ。行き先は、九州長崎県の五島列島と鹿児島県の屋久島。発着は、神戸港だった。陸路でこの2カ所を回るとすれば、二度に分けて旅行の計画を立てなければならない。ところが、船旅だと海原を縦横無尽に移動して一気に回ることができる。移動の乗り換えも不要だ。二度の旅行を一回で体験できるので、経済的だ。というわけで、船旅の利便性に目覚めた。

海外旅行も体力的にきつい年齢になってきた。もはや飛行機での移動は無理だから、海外旅行もあきらめようと思っていた。それでも、ベトナム戦争世代の私たちは「いつかはベトナムに行きたい」と思っていた。昨年秋、送られてきたクルーズ船旅行案内にはベトナムを含む、魅力的なコースが掲載されていた。寄港地は国内を除いて初めてのところばかりだった。

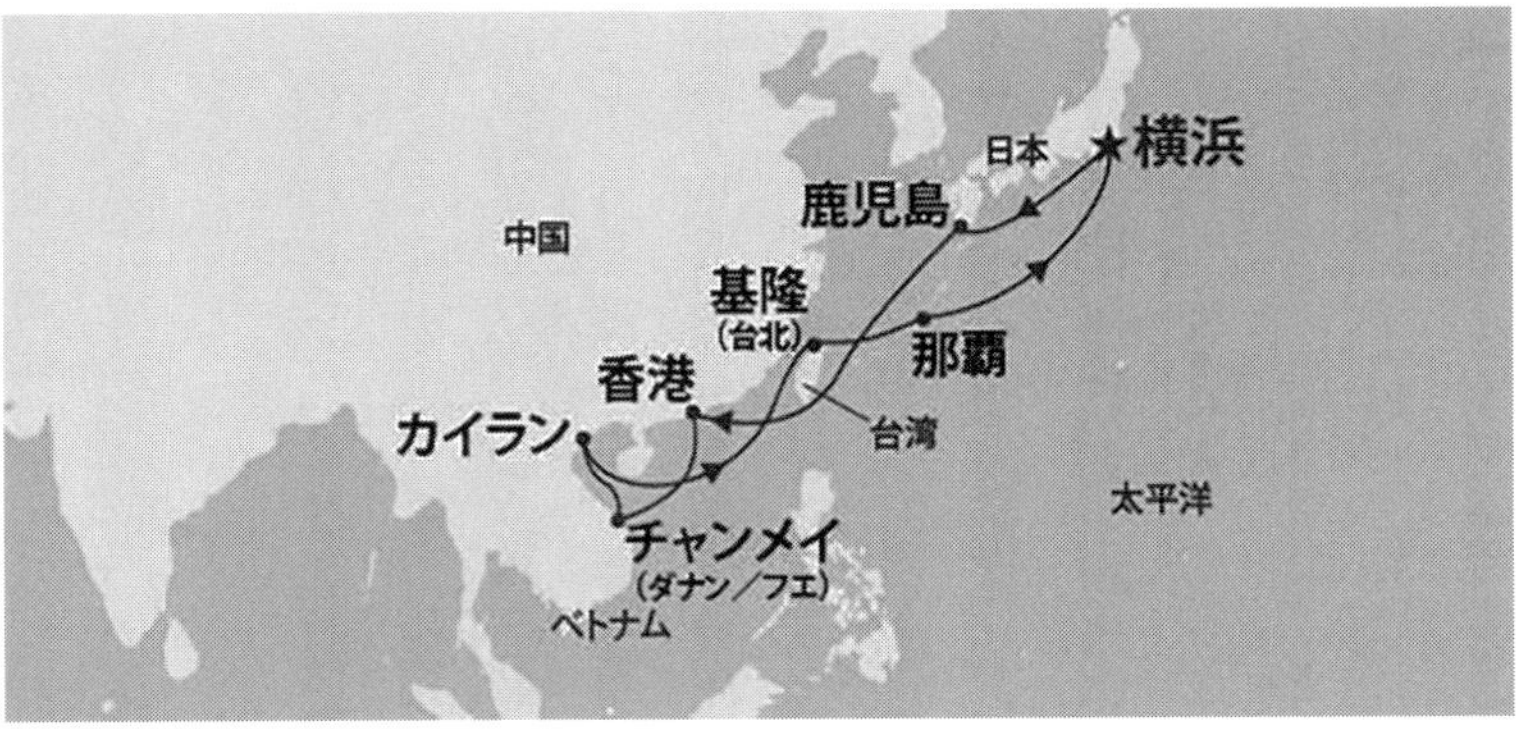

ダイヤモンド・プリンセス号　東南アジア大航海 16 日間　(2020 年 1 月 20 日から 2 月 4 日)
横浜港発着　航路

３月に私は70歳になる。かんぽ生命の「長寿お祝い金」が還付される。といっても、かけ金の一部が戻るだけなのだが、それを利用しない手はない。料金のダンピングも始まっていて、鹿児島、香港、ベトナム（フエとハロン湾）、台湾の基隆《キールン》、沖縄を回って横浜発着、16日間の「初春の東南アジア大航海」が、通常より安価な代金で堪能できるのだ。

値段が安いのをよいことに、バルコニー付き船内中央の部屋を予約した。

船室でくつろいでから、バルコニーに出てみた。1月の海風はとても冷たくて、長くは部屋の外にいることはできなかった。でも、きっと南下するにつれて暖かくなるだろう。

出航の時間になると少人数の楽団が演奏を始め、

船出を祝ってくれた。

■鹿児島、チャンメイ、カイラン、基隆《キールン》
2020年1月21日（火）～31日（金）

新型コロナウイルスに関連の深かった香港と沖縄のことは別の日付で書くが、香港と沖縄以外は、感染症の気配はまったく感じられなかった。乗客もウイルスのことなど忘れ切っていた。船旅をすると、地球を渡っていく主要手段が海だったころの距離感を味わうことができる。古代の人々が日本列島を目指して海原を果敢に漕ぎ渡った姿が目に浮かんだが、今になってみると、熱帯の感染症コレラ菌が南アジアから日本列島に移動したルートとほぼ同じ経路をたどったのだな、と感無量になったりした。

大黒ふ頭を20日17時に出発して、21日は終日海上に。22日の朝7時には鹿児島に到着した。鹿児島港の客船用ターミナルは、棕櫚《しゅろ》が植えられた瀟洒《しょうしゃ》な公園が広がっていた。バスが待っていて、指宿砂風呂体験コースに連れていってくれた。桜島が噴火したそうで、喉に違和感があった。用意していたマスクが役に立った。

砂風呂の心地よさは格別で、次第に日常を忘れて見知らぬ土地への旅に心がとけていくようだった。

鹿児島を17時に出港して、香港までは2日間。香港からベトナムのチャンメイに向かった。チャンメイは小さな漁村を港にした、まだ発展途上の地域だった。灌木と草の生えた湿地帯が広がり、出歩けば迷ってしまいそうだ。観光バスが数十台並んで乗客をフエやダナンに連れて行った。

フエまでの道沿いには、ベトナム戦争当時、映像で見たのと変わらぬ農村風景が広がって、ノンラーと呼ばれる葉でできた笠をかぶって農作業をしている人々の姿や水牛も見えた。また、家々の玄関先には、ベトナムの国旗が掲げられ、村役場とおぼしき建物はもちろん、一般家庭の前にも赤い布に鎌とハンマーが組み合わされた図柄のベトナム共産党の旗がはためいているのが見受けられた。

さすがにフエは観光地だった。旧王宮の前で女性も含めて閲兵隊の行列が再現されていた。昼食の際、「ベトナム料理は日本人の口に合って、ひさびさに美味しい料理を食べることができた」と言っている人も多かった。

翌日、北にさかのぼって、船はカイランを目指した。デッキに多くの人が詰めかけ、ハロン湾の奇岩を眺めた。この奇岩は湾の周辺だけでなく、沖合まで続いていて、岩と衝突しないように船は速度を落として進んでいた。

ハロン湾は以前から観光地としてにぎわっていたので、カイランの港の周辺にはホテルもいくつかあり、港も整備されていた。ハロン湾観光の呼び物は、龍が舞い降り作ったと言われる石灰岩でできた奇岩と鍾乳洞で、自然の造形を堪能した。

カイランからの出港は18時。2日間は終日海上クルージング。31日朝7時、台湾の基隆《キールン》に到着した。私たちは、十份《シーフェン》と九份《チウフェン》を回るバスのコースを選んだ。十份ではランタンに願い事を書いて飛ばし、ローカル列車沿いの街並みを楽しんだ。駅舎や線路はどこか昔懐かしい趣を残していた。

九份は映画「千と千尋の神隠し」の舞台と言われる独特の雰囲気のある小さな町で、ジャスミンボールをお土産に買ったり、孫のために花文字を描いてもらったり、お茶屋さんで中国茶とお菓子のセットを頼んで東シナ海を眺めながらひと時を過ごしたりした。

台湾では厳しい新型コロナウイルス対策は始まっていなかった。港で簡単な体温チェックと「武漢を2週間以内に訪問しましたか」と聞かれただけだった。

とても流ちょうな日本語を話す若い女性ガイドは、「台湾はルーズだから、安いパイナップルケーキを買うと味も中身も賞味期限もいい加減ですよ。気を付けなくてはいけません」と言っていた。今思い出すと恥ずかしくて、顔が赤くなる。台湾はきちんとウイルスを封じ込め、日本は野放しなのだから。どちらがルーズでいい加減なのだろうか。

基隆を出航したのは、31日18時。沖縄の那覇に到着したのは翌日の13時半。沖縄がいかに台湾、香港と近い距離にあるか、あらためて気付かされた。

■香港上陸の検疫所で

2020年1月25日（土）

早朝、もやのなかに香港が見えてきた。狭い土地に高層ビルが立ち並ぶ、香港の典型的な風景だった。当時、香港といえば、香港逃亡犯条例に反対する民主化運動でずいぶん荒れていたけれど、民衆の自由と独立を求める強い心に感動していたものだ。香港理工大学のそばまで行く観光バスのコースはなかったし、春節の初日なのでほとんど店は閉まっていた。

香港の検疫所では「過去14日間に武漢を訪問しましたか」と書かれたポスターを見せられ、「いいえ」と答え、「熱は37・5度以上あるか」とも聞かれた。

一応マスクは持参していた。「民主化運動のデモ隊に向かって警察がダイオキシンを散布したので、香港の市民は体調が悪いと言う」ウソとも本当ともつかない内容のメールを送ってきた人もいた。コロナウイルスの情報がまったくなかったから、「ダイオキシンまで散布するなんて、そりゃ香港の人たちは怒るわよね」なんていう会話をしていた。

バスの運転手はマスクをしていたが、ガイドはしていなかった。春節の休暇で、わずかに開いているビクトリアパークのお店の人たちもマスクなどしていなかった。

新型コロナウイルス陽性の乗客が判明したのは、2月1日に香港当局から届いたメールでだった。この男性は横浜から香港までの乗船客だった。台湾のガイドによると、香港や台湾の人が飛行機のかわりに日本発着のクルーズ船を使うことがあると言っていた。

■沖縄に上陸　2020年2月1日（土）

1月22日、鹿児島を出港して以来、ひさびさの日本への再上陸。

沖縄は何度も訪れたが、魅力の尽きない場所だ。ただ、上陸までずいぶん待たされて、なんとはなしに異変が感じられた。香港や台湾で体温測定や、武漢への渡航歴を聞かれ、武漢での新型感染症が拡大しているらしいことも聞かされていたので、下船までずいぶん待たされても、致し方ないと思っていた。

船内のバーに集合してから、乗車するバスごとに区分けされて待機するよう指示されたシアターでも、長時間待たされた。出入国管理事務所でも、まるで動かない行列にただただじっと並んでいた。

それでも観光バスには2時間ほどの遅れで乗車できたが、個人観光の乗客はその後も待たされ、沖縄観光はあきらめて、船内に戻った人もいたようだ。

出入国管理の手続きとサーモグラフィによる発熱検査が入念におこなわれた。観光バスのガイドも運転手もマスクをしていた。コロナウイルスの情報にうとかったので危機感はそれほど強くなかった。

沖縄観光は、時間を短縮して鍾乳洞を見学した。観光の目玉、首里城は悲しいことに2019年10月31日に焼失して、見学することはできなかった。それでも、国際通りで途中下車して民謡酒場のライブを楽しんだり、泡盛とシークヮーサーを買って娘夫婦に宅配で送ったりした。この泡盛とシークワーサーは私たちよりずっと早く上陸することができたのだ。

民謡酒場で楽しい時を過ごし、沖縄料理に舌鼓を打った。そして、ターミナルまでタクシーで戻り、乗船した。

■放置された「乗船者の感染陽性報告メール」　2020年2月2日（日）

あと2日間の航海で、スタートした大黒ふ頭に到着だ。16日間の船旅が終わる。スーツケースに荷物を詰め、クレジットカードでいくら使ったか調べることのできる機械があるので、今日中には試してみよう。

朝食の後、ラジオ体操がデッキの大きな画面に映し出されるので、それに合わせて身体を動かすつもりだ。スケッチのクラスは終わってしまったが、手芸の講習クラスがイタリアンレストラン、サバティーニで午前中に開かれる。船内で偶然に会った夫の元同僚のM夫妻が、「ワインを持って船室に遊びに行きます」と言ってくれたので、それも楽しみだった。

M夫妻とデッキの片隅にあるホットドッグショップでソーセージを買い、ピザショップでピザを買って部屋に戻った。ワインのつまみにちょうどいい。

夫は元同僚と思い出話に花を咲かせていた。ご夫妻はダイヤモンド・プリンセス号の体験者で、「体調不良のときは車椅子仕様の部屋を用意してくれた、車椅子でも旅が楽しめるところが、船旅のありがたいところだ」と言っていた。

M夫妻とは船内隔離の期間中、船内電話で励ましあった。下船後には、無事を祝ってまた会いましょうと約束したが、未だに実現していない。

ディナーの際の「ドレスコード・フォーマル」は今日が最後だ。冬用の絣《かすり》の着物を一着用意してきたので、ドレスコード・フォーマルの時はそれを着ていた。また、外国人の乗客に折り紙を教えるとか、浴衣の着方を教えるなどのイベントに着用して、結構重宝した。

1通の非常に大事なメールが船に届いていたのは、2月1日のことで、「横浜で乗船し、香港で下船した男性（80歳）が新型コロナウイルスに感染していたことが判明した」という内容だった。このメールは翌2日まで放置されていたと報道された。詳しい経緯を述べているのは、『ニューヨーク・タイムズ』２０２０年3月10日付の記事 Failures on the Diamond Princess Shadow Another Cruise Ship Outbreak（ダイヤモンド・プリンセス号の失敗が別のクルーズ船での感染爆発に影響）だ。

プリンセス（クルーズ社）の香港港責任者が、2月1日に香港保健局からの連絡を受けて、自社のクルーズ船にメールを送った。しかし、そのメールは読まれずに放置された。そのメールはたどたどしい英語で誤字も多く、文法も不正確だったが、内容は確かだった。同社の医療トップを務めるグラント・ターリング医師は翌日まで感染を知らなかった。警告を発するSNSへの投稿を読んで、はじめて気づいた。また、香港政府の感染症専門家アルバート・ラムは、2月2日、プリンセスクルーズ社に知らせたとのことだ。

それに加えて、5月1日に発表された「ダイヤモンド・プリンセス号現地対策本部報告書」(巻末資料①)によれば、「香港で下船した乗客が30日に発熱し、2月1日に新型コロナウイルスに感染していることを2月2日のIHR『世界保健機関(WHO)による危機管理―国際保健規則』(巻末資料②)により把握、2月3日午後に那覇検疫所より仮検疫済証の失効を船長に対して通告」とある。ということは、WHOから日本政府への正式通達がそのほかにあった、合計3通の連絡がクルーズ船、プリンセスクルーズ社、日本政府へ伝えられた、ということになる(詳しくは、本書162ページ「現地対策本部報告書が発表される」を参照)。

しかし、この三者ともに有効な対策をほどこさず、たった一人の感染者から船内での感染爆発を起こしてしまった。

会社の方針が垣間見えるのが、「調査報告クルーズ船――未知のウイルス　闘いのカギ」(5月3日に放映のNHKスペシャル)でのある日本人乗務員の証言だ。顔も声も加工してあったが「私たちは、お客さまからエンターテイメントの費用も含めて代金を頂いていますので、ショーやイベントを中止するわけにはいかないのです」と語った。

その人物がプリンセスクルーズ社の幹部である可能性は低いと思われるが、会社の方針、あるいは船長の指示に従って行動していたことは確かだろう。

私たち夫婦も、M夫妻も感染せずに無事下船できたが、隔離された船で、感染者と非感染者を分けた要因はなんだったのだろうか。

■船は速度を上げて横浜港へ

2020年2月3日（月）

クルーズから15日目だった。3時のお茶をと思って、15階のビュッフェ「ホライズン」に上がっていった。右舷に島が見えた。ベトナム、ハロン湾の無数にある島よりずっと大きかった。「あれは、どこの何島なのだろう?」と不思議に思って客室に戻り、テレビ画面に表示される船の現在地を確かめてみた。伊豆七島の利島《としま》の左側を航行していることが分かった。「もう伊豆七島?」と夫とデッキに上がって左舷を見ていると、大島が見えてきた。港も目視できた。船は相当速度を上げていた。明日早朝6時に横浜港に着岸する予定とされているが、この速度では予定より早くなるだろう。

ジェナーロ・アルマ船長から私たち乗客に「横浜で乗船し、香港で下船した乗客が検査を受けたが、新型コロナウイルス陽性だった」という「メール」の内容が伝えられたのはこの日だった。

香港で下船した人が、検査の結果、コロナウイルス陽性だったという事実が知らされただけで、事の重大さの説明はなかった。船内では、特段の対策が取られている気配は見受けられなかった。実際、掃除を普段より丁寧におこなっただけだと後日報道された。船内では、下船を控えた祝賀パーティー、イベントなどがいつもと変わらずおこなわれた。船長主催の送別カクテルパーティーやシアターでの一押しの出し物などは、込み合っていた。私たちは、香港から乗船したマジシャンのパフォーマンスを見に行った。そこにも100名程度の人が詰めかけていた。

1人がウイルス陽性だったからと言って、深刻な事態にはならないだろうと私たちは思っていた。この香港人は横浜から1月20日午後に乗船して、香港到着の25日午前まで、乗船期間は4日半だけだったのだ。だが、この見通しは楽観的すぎた。

速度を上げたため、4日早朝6時に横浜港入港の予定が、この日の午後8時には横浜港沖に入り、停泊した。

■横浜港に下船だったのに

2020年2月4日（火）

夜明け前の午前3時ころ、放送の不具合で、ある客室に緊急事態が発生したことを知らせるあわただしい音声が流れた。あわてた様子が英語で伝えられたが、「○○号室で緊急事態が発生した」といった内容だったと記憶している。誤作動による放送だったようだ。

朝からなんとなく、ただならぬ雰囲気はあちこちに漂っていた。今日のスケジュールがドア前のレターラックに配布されていた。

いつものように朝食を15階のホライズンまで上がって食べた。ウェーターやウェートレスは「Coffee or tea?」と、各テーブルを聞いて回っていた。

朝食後、すぐに横浜港に下船する予定だったが、具合の悪い人たちの検査がおこなわれることになり、下船の予定は延期されることになった。

午前中、船尾の最上階スカイウォーク16階でビーズのブレスレット作りが開かれると案内があったので、参加した。ブレスレットはほとんど完成したが、カッターの準備がされていなかったので、針金のカットは帰宅してやるつもりで持ち帰った。ちなみにダイヤモンド・プリンセスは英国船籍なので、13階は禁忌で、存在しない。

クルーズの期間、各階のレストランやバーの閉店時間を使って様々なイベントが開催され、私のお気に入りだったスケッチの講習会は、7階のイタリアンレストラン、サバティーニでおこなわれていた。

正午前に用事を済ませて、客室に戻る途中、ある階の廊下に乗客が並んでいた。顔見知りの人がいたので、夫が「どうしたのですか」と尋ねると、「配布されたアンケート用紙に風邪気味と書いたら、ここに並ぶように言われました」ということだった。その後も体調の悪い乗客はみずから申告して医師の受診あるいは検査を受けなければならなかった。隔離された船室からの電話での応対では患者の容体がつかめず、また、医療関係者が応対するわけではないので、症状の判別ができずに重症になるケースが多発したのだろう。回診があったわけでもないし、定期的に健康状態を聞く電話がかかってきたわけでもない。

下船前の恒例だろうか、「キャプテンズサークルのご案内」という文書が配られた。そこには「次回プリンセスクルーズにお申し込みの方は、今回のお客様ナンバーを申し出てくだされば ディスカウントいたします。また、航海参加回数あるいは航海日数によってカードのグレードが上がり、それに伴ってクリーニング、wi-fi 接続の特典などが付与されます」と書いてあった。

そういえば、「僕はダイヤモンド・プリンセスに何回も乗っているので、ブラックカードなのですよ。ルビーとかゴールドとかあってグレードが上がるたびにメリットが増えるのです」と自慢気に話していた男性がいた。各部屋のドアのネームプレートにも、初回参加の青い線、複数回参加の赤い線やら金色、黒などグレードを示す色分けがあったが、説明されるまで気が付かなかった。ブラックカードは、乗船回数あるいは日数が最大の印だった。

案内文書を受け取った時は、「もうダイヤモンド・プリンセスに乗船することはないよね」と夫と話して、捨ててしまったが、また乗船しようと思う時がくるかもしれないと思い直して、フロントにナンバーだけでも控えておこうと聞きに行った。フロントには大勢の人が並んでいて、海外の方たちは乗り継ぎ航空便の確認やら、予定の変更手続きをしていた。

私は「キャプテンズサークル」という名称が思い出せずに、フロントスタッフに聞いてみたが要領を得ず、ずいぶん時間がかかってしまった。ベテランのスタッフに代わってもらってやっと、「キャプテンズサークル」の名称を教わってナンバーを控えることができた。

観光業界ではよくあることだが、ほとんどの乗務員が契約社員で、ツアーごとの不安定な雇用形態にあるため、必ずしも業務に精通しているわけではない。それは、この後の隔離生活のフロント対応にも影を落としていた。

午後3時過ぎだった。フロントの脇で、このツアーで知り合った方と挨拶しているとき、またアナウンスが入った。「乗客の方々は直ちに客室にお戻りください」「部屋に戻って待機してください」「現在、体調の悪い人を横浜で検査しています」というアナウンスだった。これが翌5日から始まった、船内隔離を告げる実質的な案内だった。

たった1人の感染者からそう多くの陽性者が出るとは思っていなかったので、多少下船が遅くなるだけだろうと甘い見通しを持っていた。事実、朝7時ごろにあったアルマ船長の放送も、「当面、下船は24時間遅れます」というものだった。

■隔離生活が始まる　2020年2月5日（水）

午前6時半ころ、ふたたび「そのまま室外には出ないで、自室で待機するように」との放送があった。8時過ぎには「検査した結果、10人にコロナウイルス陽性反応があったので、14日間の検疫が続きます」と告げられた。

4日、検査を受けたのは273人とされている。検査結果の出た31人から10人の陽性者が出るとは、厚労省もジェナーロ・アルマ船長も夢にも考えていなかっただろう。この時、新型コロナウイルスの感染力の強さを知っていたのは、武漢をはじめとする中国当局だけだったのではないだろうか。

政府からの検疫隔離のお願いや、状況の説明はいっさいなかった。呆然として客室に座っているしかなかった。

主な情報は、NHKBS1の毎時50分からのBSニュースだった。数日してから、アルマ船長の定期的な感染者数の報告が始まったが、「高齢者で希望する者は下船し、国内の施設に搬送する」という方針が発表された時も、情報の最初はBSニュース、次に船長のアナウンスだった。

こんな状況の中でも、乗務員はこまめに食事のサービスをしてくれた。フォーク、ナイフ、スプーンはステンレス製、皿におかずが盛り合わされ、飲み物も希望に合わせてポットから注いでくれた。通常なら、十分な配慮だが、この場合には実に危険なサービスだった。これでは、各部屋での隔離が効果を発揮するはずはなかった。食事は外注のお取り寄せパック料理、使い捨て食器にするべきだったと素人考えでも思う。厚労省は感染予防の知識を当初から乗組員に伝えていなかったのだろうか。

不安はあっても、お腹はすく。ずいぶん遅れたが、心待ちにしていた食事は、朝食は11時30分ごろ、昼食は4時30分ごろ、夕食は7時30分ごろに届き、ほっとした。

結構手の込んだ料理が届き、どんな食事が提供されたか、SNSで発信していた人が何人もいたようだ。客室の中で運動もせずにいると食欲も減退する。もともと小食な私は、一口しか口にしないことが多かった。

「武漢から帰国要請された人たちが、飛行機代を自腹で払わせられた。無茶な話だ」とか「WHOとIOCが今年のオリンピック開催の可否について話し合ったそうだ」というネットニュースの話題を、ほかの乗客と話し合った記憶がある。あの方たちは今、どうしているのだろう。横浜に到着する間に時折おしゃべりできればよい、くらいに思っていたものだから、お互いに名前も名乗っていなかった。

2020年2月6日（木）

■覚悟を決める

武漢からチャーター便で日本に帰国した人たちが、14日間、国内の施設で隔離されているという情報も伝わってきた。もう仕方がない、と覚悟を決めた。私たちも従わざるを得ない。しかし、船内での隔離が長引くにつれて、恐怖とストレスで極限状態にまで追い込まれることになるとは、この時は全く予想していなかった。

原発事故によって生まれ育った地を手荷物だけでバスに乗せられ、どこに行くのかも知らされず、全国各地の受け入れ先に連れて行かれた福島の人びと。今でも故郷に帰れない人びと。国民を総動員して実行された隔離政策のために強制的に家から引き離され、施設に収容されたハンセン病の患者さんたち。あまつさえ遺伝性の疾患であるとして、断種手術まで受けさせられた大勢の患者さん。そういう人びとの運命と私たちの境遇を次第に重ねるようになっていった。

しかし、船内のすべての乗客乗員が新型コロナウイルスに感染し、重篤な状態になるまで、この船室から解放されないのではないかと脅え始めるのは、まだ先のことだった。

娘からＬＩＮＥに添付されたビデオ映像が送られてきた。ワイドショーで流された船内レストランの様子だった。「お父さんとお母さんが映っているよ」というメモが書いてあったので、観た。顔はボケているが、着ているセーターから私だと確認できる。船内隔離というだけで傷ついているというのに、なんでまたこんなビデオ映像がワイドショーで出回るのか。視聴者提供とコメントがあった。乗客が提供した映像であることは確かだろう。

ご本人は善意の情報提供者のつもりなのだろうか？　本人はそれでよいとしても、被写体となった人たちの気持ちを考えているのだろうか？　考えすぎかもしれないが。日常生活に戻れたとしても、このセーターで私と知れてしまう。愛用のセーターを捨てるに忍びなかったので、今シーズンの着用はあきらめることにした。

ツイッターの画面には「豪華客船にのったまま、沖合に行ってそのまま帰ってこないでください」といったおぞましい書き込みが並んでいた。理性をかなぐり捨てると、このような言葉が出てくるのだろうか。

乗客たちは、私たち夫婦も含めて大半が60代以上の年金生活者だ。他国の参加者も同じで、安価な代金で豪華客船の旅ができるということで、老後の楽しみで参加した人たちだ。飛行機のようにエコノミーシートに拘束されることもない。高齢者にはやさしい旅行だ。

ニュースを聞いた人々は今まで聞いたこともなかった「豪華」クルーズ船が新型コロナ感染源になり、横浜港に接岸されたことで、好奇心が駆り立てられたのだろう。

この船から無事に下船するまで、新型コロナウイルスの得体の知れない恐怖に耐えること、コロナウイルスの中にいた人びとというレッテル貼りを感じながら、世間の目に耐えて過ごさなくてはならないことは、想像するたび気の重いことだった。

今回のクルーズ旅行には、家族以外には告げずに参加していた。これからの生活を守るうえでたいへんよかったと思った。しかし、これから２週間の隔離となると、お稽古ごとの先生やら、友人たちには最低限の連絡をしなければならない。

このツアーに参加した不運を嘆いたり、隔離される運命を泣き言や愚痴で訴えたりして時間を浪費するより、これからの時間を心安らかに過ごしたかった。まるで、けがをした飼い猫が、押し入れに入ってずっと出てこない時のように。

■危機感はなかった

2020年2月7日（金）

「こんなに新型コロナウイルスの脅威が叫ばれている時に、クルーズ船旅行に出かけたのは非常識だ」と言う人がいる。でも、ちょっと待って欲しい。時系列で考えて欲しい。

武漢市で原因不明のウイルス性肺炎が相次いでいると世界中に発信されたのは２０１９年12月31日のことだった。「41人感染、１人死亡」と発表したのは1月11日。日本でコロナウイルスの感染者が初めて見つかったのは、４日後の15日、春節で中国人観光客が大挙して来日したのは、１月25日前後。一部、感染症封じ込めの必要を察知していた人はいただろうが、海外からの来日観光客に警戒するムードはなかったと思う。

ツアーを申し込んだのは、10月下旬だったと記憶している。キャンセル料全額支払いはすでに出航の14日前1月6日から適用されていた。中国の武漢で起きたそれまで名前も聞いたことがない感染症は、2002年11月に報告されたSARSやこれまでの新型インフルエンザ同様に、日本に危機が迫る前に収束するだろうと考えていた。

「こんなに新型コロナウイルスの脅威が叫ばれている時」という非難が成り立つのは、少なくとも3月に入ってからのことだろう。「クルーズ船旅行に出かけたのは非常識だ」というのも、政府が入国制限をしてからのこと。日本政府によって「緊急事態宣言」が出されたのは4月7日のことだ（巻末資料③）。

ダイヤモンド・プリンセス号が横浜を出港したのは1月20日。2月4日までの14日間、心身共に健康に過ごして、日本に帰って来るというほかに選択肢はなかった。このツアーに乗り合わせた、国内外の乗客のなかにも、少しの危険とキャンセル料を天秤にかけて、参加した人も多かったと思う。

朝起きると、ビデオで今日の天気と気温を確かめ、「モーニングショー」を見る。乗務員も困難な状況にいたと思うが、正式に船内隔離を通達されてからも毎日、多士済済の乗務員をゲストに招いてインタビュー放送したり、楽器の演奏やダンスなどを披露してくれた。

船内で放映されるビデオには、クルーズ船の幹部が現状を説明したり、医療担当者がCOVID－19の説明する番組が次々とアップデートされていた。

函館の女子高校生の激励メッセージや東洋英和女学院の学生さんのハンドベル演奏とメッセージ、アメリカ、カーニバル社旅行代理店の関係者のメッセージなどがビデオで流れ、慰めになった。

モーニングショーのなかでもフィットネスのプログラムがあったし、ビデオチャンネルにラジオ体操第1と第2、太極拳などが入り充実してきたので、部屋の中で筋力低下と精神的リラックス効果のために利用した。

映画のラインアップもかなり充実していた。wi-fiが無料になったので、キンドルから電子書籍を購入してダウンロードした。

ただ、一日のメリハリを付けるのはやはり食事だった。日が経つごとに時間通りに配膳されるようになり、楽しみだった。窓のない部屋の方々にとっては、食事の時間が一日の区切りになっていたことと思う。予期しないできごとが人間に課する過酷な試練を思わざるをえない。

夫は、バルコニーに座って、ふ頭を見ながら長時間日向ぼっこをしていた。2月初旬、ふ頭側の日陰は結構、温度が低かった。「ヤクルトの小型トラックが来たと思ったら、今朝の朝食についていたよ」なんて言っていた。

この当時、夫婦の話題はもっぱら食べもののことだった。私は、バルコニーで体操やスクワット、室内で太極拳などをしていた。後は、ビデオの視聴や読書などで時間をつぶした。

■デッキ散歩の功罪　2020年2月8日（土）

デッキ散歩が解禁になった。船長のアナウンスによると、検疫官と相談してデッキ散歩ができるようになった、とのことだった。各階の右舷、左舷、窓のない部屋と分類して、最初は1時間半、後半は1時間で、窓のない部屋の乗客が外気に触れる機会が増えるようにスケジュールが組まれた（資料①参照）。

乗客の要望を聞きジェナーロ・アルマ船長は、横浜港の検疫官や厚労省と交渉をしてデッキ散歩を実現させた。アルマ船長の評価は日本人の間では低く、外国人の乗客の間ではすこぶる高かった。彼のイタリアなまりの英語を直接聞いて理解できる人たちと、通訳を通し接していた人との違いだったと思う。ときおり、肝心な情報が訳されない場合もあった。船長の通訳をしていたのは、ゲームの進行係などをしていた、多分帰国子女と思われる若い日本人男性で、

資料① デッキ散歩のスケジュール（2 月 16 日配布分）

2020年2月16日 スケジュール			
グループ番号	時間	お部屋	指定の屋外デッキ
グループ1	8am - 9am	デッキ１０ 窓の無いお部屋 (右側) デッキ１０ 窓の無いお部屋(左側)	"デッキ7 左側 デッキ１５ 左側"
グループ2	9:30am- 10:30am	デッキ１１ 窓の無いお部屋 (右側) デッキ１１ 窓の無いお部屋(左側)	"デッキ7 左側 デッキ１５ 左側"
グループ3	11am-正午	デッキ１２ 窓の無いお部屋 デッキ１４ バルコニー付のお部屋	"デッキ7 左側 デッキ１５ 左側"
グループ4	2pm-3pm	デッキ５とデッキ８ 窓のないお部屋 デッキ１４とデッキ９ 窓のないお部屋	"デッキ7 左側 デッキ１５ 左側"
グループ5	3:30pm- 4:30pm	デッキ１２ バルコニー付のお部屋 (左側) デッキ１２ バルコニー付のお部屋 (右側)	"デッキ7 左側 デッキ１５ 左側"
グループ6	5pm-6pm	デッキ１０ 窓の無いお部屋 (右側) デッキ１０ 窓の無いお部屋(左側)	"デッキ7 左側 デッキ１５ 左側"

通常なら決まりきった船長からのお知らせを通訳するだけだったと思われるが、期せずして、大役を担い、立派に任務を果たした。

「CDC（アメリカ疾病対策センター）から『このような事態では、船内隔離というのは有効な手段の一つだ』と言われた」と、アルマ船長は声を詰まらせながら話した。しかし、CDCは後日、日本政府のやり方に疑問を呈した談話を出して、途中から船内隔離の評価を変えている。ちなみに、薬の配布の遅れを謝罪したのは、厚労省関係者ではなくアルマ船長だった。

船室に隔離されてから、初めてのデッキ散歩だった。あらかじめ「マスクを付けて、手洗いをし、37・5度以上の人は船室にとどまるように」との注意があった。廊下を通って階段を上がって行くと、踊り場に乗務員がいて、消毒液を使うよう指示された（資料②）。デッキ散歩の場所は、15階ふ頭側か海側、あるいは7階のふ頭側だった。

久々のデッキは、風があって気持ちがよい。船首から船尾まで数回往復した。船首からは操舵室が真下に見え、船尾には露天風呂が見えた。望遠レンズの付いたカメラを持って行ったが、結構重くて船尾の階段を上がるときふらついた。動かない生活で体力がなくなっているのは確かだった。

雲間から夕陽が差して、それはそれはきれいだった。すれ違った乗客はロシア語を話していたようだ。デッキ散歩は隔離生活を送っている乗客、特に窓のない部屋の乗客にとっては心身によい影響を与えたと思う。喫煙室のまわりでは、愛煙家が数人集まって煙草をくゆらせ、タバコ仲間との再会を喜びながら、談笑していた。

愛煙家の扱いも問題だったかもしれない。客室内やバルコニーでの喫煙は禁止されていたが、下の階の外国人乗客はバルコニーで喫煙していた。窓やバルコニーのない部屋の人は、割り当て時間外にも喫煙所にやってきて、談笑していた。禁煙モードが全開の中で、客室内やバルコ

資料② デッキ散歩の際の注意点

DIAMOND PRINCESS

ご来船の皆様へ

屋外デッキへのご案内放送を度々させていただいております。この件につきまして、皆様からはご理解とご辛抱をいただき、誠にありがとうございます。

外出の時間は皆様にとって貴重なものでしょう。皆様の協力のおかげで、私たちは毎日、このご案内を続けることができています。

皆様には、屋外デッキのご利用時間における厳密な決まりを、よくお知りいただけたかと思います。従いまして、放送によるご案内の長さを大幅に短縮する予定です。

更に、今晩から、翌日の屋外デッキの利用時間の予定を書面にてお送りいたします。

以下に、日本の検疫当局による決まりをご案内します。これは、これまで今まで全て過失なく従われてきたものであり、引き続き従っていただく必要があります。

・検疫当局によって特別に室内に隔離されている場合は、屋外デッキは出ず、自分の部屋に留まる必要があります。

・咳をしていたり、体温が 37.5℃を超えたことを報告した場合は、客室から出てはいけません。

・マスクは常に着用する必要があります。

・乗組員が、手を消毒するようお願いいたしておりますのでご協力ください。

・手で顔、口、目に触れないようにしてください。

・客室に戻ったら、手をよく洗ってください。

・客室は整理整頓した状態で、お出かけください。

・大きなグループで集まらず、話すときは常に少なくとも 2 メートルの間隔を維持してください。

・外は寒いので、最低限の、暖かい服を着てください。帽子とマフラーをお持ちの場合は着用してください。

・体が不自由な方のみ、船のエレベーターをご利用いただけます。

皆様のご理解ご協力をお願い申し上げます。

ニーでの喫煙を認めるわけにはいかなかったかもしれないが、喫煙室での談笑が感染ルートだとしたら、とても残念なことだった。アルマ船長は、「ニコチンガムが必要な方は、フロントまで連絡してください」と配慮をしたが、「隔離を機会に禁煙しよう」と決心しない限り、愛煙家はこっそり室内で吸うか、監視の目をくぐってデッキで吸うか以外に方法はなかっただろう。

デッキ散歩が感染の広がる原因のひとつだったかもしれない。帰りのルートの通路や手すりも感染源になった可能性がある。帰りのルートの踊り場には消毒液を使うよう指示する乗務員はいなかった。清潔好きな人は、指示通り客室に戻ってから手洗いをしただろうが、無頓着な人たちは、手すりにつかまって昇り降りしても手洗いをしなかったかもしれない。

この日、バラスト作業のため、ダイヤモンド・プリンセス号は大黒ふ頭を離岸して、房総半島沖に出た。バラスト作業とは、積み込んである重しの砂利とのバランス調整のことだという。船は南下して館山沖で太平洋に出ると東に向かって沖合に進み、汚水を海中に投棄してバランスを調整した。夫が「バラスト作業というのは結局、汚水処理作業のようだ。作業中、糞尿の臭いがする。船の上方までしぶきが飛んでくるみたいだ。洗濯物を干している人たちやバルコニーに出ている人たちは精水作業の間、気を付けた方がいい」と言った。

■プリンスクルーズCEOのビデオメッセージと船内隔離者緊急ネットワーク要請文　2020年2月9日（日）

プリンセスクルーズ社のCEOジャン・シュワルツ氏は、隔離生活中数回、船内のビデオにメッセージを配信した。今日のメッセージでは、「現在、来日していること」「目的はお世話になっている日本の厚労省と横浜港検疫の方々にお礼を述べること」だと言っていた。

私たちの注目を集めたのは、「乗客のクルーズ代金および寄港地ツアーの代金を返却いたします」という提案だった。この提案の枕には、「乗客のみなさまのストレスを軽減するため」という言葉があった。

お金が返ってくるのはありがたいことだけど、「お金を返すという提案」によって、私たち乗客への感情が、一部の日本人の間でずいぶん変わるのだろうと思った。14日間も豪華客船で外国を回って、ツアー代金を全額返してもらって、結局いい目を見たのね……と。「代金の払い戻しによってストレスが緩和される」とあけすけに言うところが、いかにもアメリカの会社らしいと感心したものだ。

プリンセスクルーズ社は、米国に本社がある世界最大のクルーズ船運航会社であるカーニバル・コーポレーションの傘下にあるという。さすがに、すばやい危機対応で、シュワルツCEOをはじめとして副社長、保健衛生担当者などが次々とビデオ放映に登場して、社の対策状況や新型コロナウイルスについての情報を提供してくれた。こうした取り組みが乗客の不安をある程度やわらげ、プリンセスクルーズ社への信頼を維持する助けにはなったと思う。

シュワルツCEOは、数回来日したと聞いた。ふ頭から船に向けて手を振ったり、出入国管理事務所で下船した乗客にあいさつする姿を、後日ビデオで観た。

日本政府、厚労省はどうだっただろう。現地の最高責任者は誰なのか？　対策はどんな組織がやっているのか？　SOSを発信したい場合、どうすればよいのか？　日本政府に助けてもらいたと思ったとき、どうしたらよいか、私たち乗客には皆目見当がつかなかった。精神科医へアクセスができるようになりました、という船内放送があったが、医師や看護師が船室を訪ねてくることはなかった。

乗客が心身の状態を相談することができ、それを受け止めて対応してくれる責任ある組織があったら、どの患者を優先してケアするべきかの判断がなされ、事態の悪化を避けることができたのではないかと思う。

来日したシュワルツCEOの会見はおこなわれなかった。当事者の最高責任者がせっかく来日したというのに、マスコミ各社は会見は申し込んだのか、あるいは申し込んだが拒否されたのか、確認することはできない。

「桜を見る会」をめぐる疑惑を解明するために、ツイッターやフェイスブックから情報提供を受けるという手法の斬新さと成果の大きさに驚いた。共産党の田村智子議員がＳＮＳから入手した情報を駆使して、国会で追及する姿は非常にインパクトがあった。毎日新聞出版が出した『汚れた桜』（２０２０年２月）というルポルタージュも、デジタル取材センターの取材をもとにまとめられたものだった。

ＳＮＳが問題の核心に迫る有効な手段であることは確かだ。メディアはツイッターなどを使って、船内の情報提供者を探し出し、船内の様子を報道しようとしたし、乗客の中には積極的に情報を提供している人たちもいた。この手法が間違っているとは思わないが、それを情報のメインにするのは危険だろう。まずは、公式の政府見解と当事者であるプリンセスクルーズ社の見解を求め、そのうえでＳＮＳを活用して情報を補強することが大事だと思う。

この日、「船内隔離者緊急ネットワーク要請文」が出されていた。後に分かったが、千田忠さんという方が代表になってまとめたもので、手書きの要請文だった（以下は書き起こしたもの）。

2月5日早朝から全乗客が客室内での「隔離生活」を求められましたが、日を追って船内環境が悪化しています。私たちは、以下の緊急の支援体制の整備を求めます。

1　シーツ交換、室内清掃が隔離生活以前からほぼ一週間近くなされていません。船内生活環境が急速に悪化しており、早急な対応が求められています。生活環境に対する配慮は事実上全くなされていません。

2　隔離生活の長期化に伴い、乗客の健康悪化がすすんでいますが、医療的支援は届いていないか、全く不十分な状況にあります。何よりも健康対策の実行、医療専門家、看護師、保健師等の派遣を求めます。

3　連日のように新たな感染者が報じられていますが、乗客に対する情報提供は極めて不十分で、不安が高まっています。船内アナウンスによる情報提供は極めて限定されており、多くの人は船外のメディア情報に依存している状況です。ＳＮＳなどを利用している人としていない人との情報格差が広がり不安を増幅させています。

4　乗客の日々のニーズは船内のサービスセンター窓口が対応しています。しかし船内クルーによる対応は極めて不適切な事例が多く重症者の放置、要望のたらいまわし、責任のある対応の放棄の事例が多出しています。ニーズ対応の窓口を新たに設置し、保健師等の専門的支援者の配置を求めます。

＊重要な要望、連絡を長時間放置するという不適切対応の事柄については、枚挙にいとまがありません。

5　ウイルス対策のみが優先されており、高齢、障害、持病があるなどの特段の配慮が必要な人々への配慮が欠いた状態が見られ、対応が後手後手です。

6　いつでもだれでも要望を届けることのできる窓口の設置などを早急に求めます。

＊パソコンなどの一切のツールが手元にありません。見苦しい手書きの文書で恐縮です。

■ＮＨＫＢＳ１は国際報道の役割を果たしていない

２０２０年２月10日（月）

台湾の基隆を出て、船が日本近海に近づくとＮＨＫＢＳ１とＮＨＫプレミアムが視聴できるようになった。ほかにも、ＢＢＣ、ＣＮＮ、ＭＳＮＢＣ、ＦＯＸＮＥＷＳを受信していた。

２月４日、船が大黒ふ頭に着岸すると連日、世界のホットスポットとして、ダイヤモンド・

プリンセス号のニュースが取り上げられた。ＢＢＣは特派員がふ頭にまでやって来て報道していた。やがて、ダイヤモンド・プリンセス号は「第二の武漢」「リトル武漢」と呼ばれるようになる。

ＮＨＫＢＳ１は国内同様、平日5時から8時まで解説なし通訳のみの国際ニュース、8時からキャッチ世界のトップニュース（11時から再放送）でキャスターやゲストの解説付きの国際報道が放映された。それから、毎時50分から7分間ほどのＢＳニュースでニュースのまとめがある。しかし、キャッチ世界のトップニュースは土日は休みでアニメやスポーツに置き換えられ、平日でもスキーのジャンプやカーリングの試合があれば、7分ほどのまとめニュースも放映されなくなる。その頻度は信じられないほど高かった。

以前書いた通り、隔離の開始や期限、方針などのアナウンスは日本政府から一切なく、情報は船長のアナウンスとＢＳニュースが頼りだったから、これには参った。

もちろん、スマホでの情報もあるが、それらはほとんどＮＨＫＢＳの後追いだった。情報が欲しい時に、野球のアニメだのウインタースポーツの試合、それもご丁寧に予選までやっている。一方、ＢＢＣをはじめ各国の報道専門チャンネルは一日中、ニュースや討論、たまに世界各地の文化の紹介など短時間の特別番組をやっている。

前日のダイヤモンド・プリンセスのＰＣＲ検査陽性者の人数などを最速確認できるのはＢＳ

ニュースだった。船長のアナウンスの最中にニュースが始まると、いかにBSニュースが早くて正確かが分かる。アメリカの報道は、11月の大統領選に向けた民主党予備選の情勢分析や候補者選挙対策のインタビューが主だった。そういうわけで、BBCを見ることが多かった。当時は、英米ともにコロナウイルスへの危機感は薄かったけれど、BBCは武漢の様子やダイヤモンド・プリンセス号の状態などを連日報道していた。コロナウイルスの情報として役に立ったのは、このBBCと距離的に近い香港TVBの報道だった。

幸いなことに、地上波テレビは視聴できなかった。的外れだったり、乗客を傷つける報道に触れずに済んだのはありがたかったと思う。NHKBSも「みなさまのNHK」のはずだ。そして、公共放送であるならば、情報弱者に大事な情報を届けるという役割を忘れないでほしい。なお、ここでは船内で受信してなかったNHKワールドについては言及を避ける。

■乗務員の処遇

2020年2月11日（火）

プリンセスクルーズ社のシュワルツCEOがビデオメッセージで、「乗務員には乗客が下船してから2週間船内に留まってもらいます」と発言した時には驚いた。私は、「乗務員を救ってください。私たちのために彼らを犠牲にするわけにはいかない」というメッセージをとりあえず、SNSで意見表明をし、新聞社に送った。後日、海外特派員協会へのメールでそのことに触れ、自宅に帰ってから、やはりSNSで #respectforthecrew とハッシュタグを付けて英語で連続投稿した。そこでは「桜を見る会に招待すべきなのは、ダイヤモンド・プリンセス号の乗務員です」と書いた。

このシュワルツCEOの発言に対して、乗客のみならず、世界中から「乗務員の待遇改善を」の声が上がったようで、シュワルツ氏はその後、「乗務員には特別手当を支給します。また、その後2カ月の有給休暇を準備しています」と確約することになった。さらに、乗務員の船内隔離期間も短縮され、多くの国が乗務員のために迎えの飛行機を手配した。

客室係は、フィリピンやインドネシアなど東南アジア系の人が多かった。レストランのウェイターもインドネシア人が多かったが、ビュッフェに待機して、お茶やコーヒーをサービスしたり、テーブルの片づけをする係には、東欧や旧ソ連邦の出身者も見受けられた。感染者のなかにウクライナ国籍の人がいたが、乗客の中にウクライナ人がいたとの報告はないので、乗員だったのだろう。アトリウム（5階から7階まで吹き抜けの空間）で、日に何度もバイオリン・トリオ演奏をした3人組はハンガリー人だった。

ダイヤモンド・プリンセス号は横浜港を母港として、日本とアジアを結ぶ航路を主要航路としていたため、日本人スタッフが100名ほど乗船していた。多くの日本人スタッフは、旅行業界ではよくあることだが、米国カーニバル社の日本の支店に契約社員として雇われている。さまざまな国の人たちと触れ合うことのできる職場で、若い時にエンターテイメントの要員、マネージメントスタッフとして働くのは楽しいことかもしれないが、今回のような不測の事態に巻き込まれた時、船員組合に所属していない彼らは、乗客が下船した後も拘束されることを誰に訴えたらよいのだろうか。

日本人チーフディレクターの女性は、朝4時からモーニングショー（スケジュールの案内や船内活動、スタッフの紹介などの船内放映）の撮影に始まって、昼のダンスの指導やアトリウムでの行事の通訳、シアターでのイベントの通訳など、それこそ八面六臂の活躍ぶりで、体を壊さないかと心配になるほどだった。有能ゆえに周りも頼っているのだと思うが、これほど貢献しているなら正規社員にするべきだろう、と義憤を感じたほどだった。

隔離体制がスタートすると、クイズショーの担当やフィットネス体操のインストラクター、各種教室の指導員、宝石店の店員などのスタッフが、通訳、フロントでの対応、薬の配布などの仕事に駆り出された。

日本人客のなかには「薬の配布がこんなに遅れたのに、謝罪の言葉もない」と怒っている人もいたが、私の部屋に来て世話をしてくれた日本人の若い女性は、フィットネス体操（ズンバ）の指導をしたり、ブレスレット作りの教室の指導をしていた人だった。彼女は防護服も着ず、マスクも手袋なしで薬を配っていた。彼女に「謝れ」と言ったところで、それは理不尽というものだ。

実際に苦情の矢面に立ち、謝ったのは、ジェナーロ・アルマ船長だった。しかし、日本語通訳ではアルマ船長による薬配布が遅れたことに対する謝罪は省かれていた。これにしろ、果たして船長の仕事なのかと言えば疑問が残る。乗員が下船する際の話だが、アルマ船長が最後の挨拶をしているシーンと最後に下船する姿が、イタリアのニュース番組で報道されていた。イタリアでは、ダイヤモンド・プリンセス号での指揮ぶりで国民的英雄となっていたようで、いくつかの番組で特集が放映され、外務大臣との面談もおこなわれた。

2012年、コスタ・コンコルディア号が7日間の西地中海クルーズの途中で座礁事故を起こした際、イタリア人の船長は船を放棄し、乗客・乗員を置き去りにしてクルーズ船からいち早く逃げ出したというスキャンダルがあった。イタリア人は屈辱的に思っていたのだろう。アルマ船長の奮闘によって汚名が返上されたことを喜んでいるようだった。

8日、デッキ散歩が解禁され、さまざまな国籍の人たちがデッキに出たとき、アジア系の人たちに対してコーカソイド（ヨーロッパ系、白人系）の人たちの敵意のある眼差しを覚悟していたが、杞憂だった。この雰囲気を作り出した要因のひとつにアルマ船長の誠意ある態度があると思った。

「乗客の間でパニックが起こらない理由のひとつにアルマ船長のリーダーシップがある。検疫官と交渉して乗客のためにデッキ散歩ができるように交渉したり、薬の配布が遅れたことを謝罪したりした。こんな人にわが国の指導者になって欲しい」と、ＳＮＳにツイートしたが、2月の下旬、フランス通信社（ＡＦＰ）のウェブ記事にアルマ船長のことが載っていて、ある乗客の投稿として私のツイートが引用されていた。

私は日本語で書いたので、誰かが英語に訳して、それが世界を駆け巡り、イタリアでも読まれたらしい。心がすさんでいたので、心温まる出来事だった。ＳＮＳも悪いことばかりではないと思ったものだ。

イタリア語など分からないのに、イタリアのニュースを追っかけていた。アルマ船長が下船して施設に移動したという記事を見てから、横浜港の赤灯台と薔薇の絵を描いて、お礼の手紙をイタリア大使館あてに送った。船長に届いただろうか。返送されてこないところをみると、不適切文書として大使館が処分したか、無事に届いたかのどちらかだろう。ある人に「なんであなたはそんなに船長の肩を持つの？」と言われたが、隔離生活の中で頼りにしていたからだろう。

厚労副大臣の橋本岳衆議院議員と厚労大臣政務官の自見英子参議院議員が、加藤勝信厚労相からの指示を受けて、2月11日に船に入り、3月1日まで船内にいたことはあとで知った。船の現地対策本部長が、どうも橋本氏らしいというのを知ったのは、乗客の要望に橋本氏が応えているところを聞いたからだ。乗客の要望を現地対策本部および政府対策本部あてに出していたのは、「船内隔離者緊急ネットワーク」の人たちだった。

■プリンセスクルーズ社の気前よさ

2020年2月12日（水）

2度目のバラスト作業のため、ダイヤモンド・プリンセス号は大黒ふ頭を離岸した。作業を終えてふ頭に接岸すると、船首を外海方面に向けて停泊したため、私たちの部屋のバルコニーは、海側に変わった。夫のふ頭観察の楽しみはなくなってしまったが、こちら側の方が日差しがあって、バルコニーでの体操やリクライニングチェアに座っての日向ぼっこは楽しかった。

下船するまでは日々変化するベイブリッジと遠景に見える富士山を見ながら過ごした。

ダイヤモンド・プリンセス号の隔離の盲点として、次の点が指摘されている。
①乗務員が感染しているにも関わらず調理、配膳作業を続けたこと
②デッキ散歩の危険性
③ダクトを通してマイクロ飛沫となったウイルスが各室に運ばれた疑い
4月29日、森ゆうこ議員は国会質疑で、「ダイヤモンド・プリンセス号はエコ設計のエアコンで空気を循環させている。いわゆるマイクロ飛沫が各室に運ばれ、それが感染者を劇的に増やしたのではないか。この点の調査をお願いしていたが、結果はどうだったのか」と、加藤勝信厚労相に質問したが、要領をえない答弁だった。

エアコンによる空気循環に加え、汚水処理の際の飛沫も検証する必要があると思う。ウイルスに関して次第にいろいろなことが明らかになるなかで、糞尿を通しての感染が言われるようになっている。また、症状の中には腸炎の発症も言われている。

「病院船」の建造を提言している議員グループがあるようだが、こうした問題をひとつずつ検証し、確認したうえでなければ、ダイヤモンド・プリンセス号で起きたことの繰り返しになる恐れがある。船舶は感染症に適した施設なのか、大いに疑問である。

2018年度のクルーズ船利用者数は日本では32・1万人、北米では1420万人である。

定年退職者の楽しみとしてクルーズ船旅行が人気を集めている北米と比べて、日本では2桁も利用者が少ない。プリンセスクルーズ社は、日本ではクルーズ船市場の将来性があると、ダイヤモンド・プリンセス号の母港を横浜港にして日本沿岸とアジア航路を中心にクルージングを展開してきた。日本人乗務員の数も増やし、船内での言語は日本語と英語である。

インバウンド増加を国策としている日本政府とプリンセスクルーズ社の利害が一致して、順調に利用者獲得に成果を上げてきた矢先の船内感染である。プリンセスクルーズ社としてはさぞ当惑したことであろう。プリンセスクルーズ社のクルーズ旅行代金の払い戻し、隔離期間中の全費用を負担するという判断の背景には、今後数十倍の利用客を見込める日本市場を手放したくないという思惑があるのだろう。シュワルツCEOが政府関係者や厚労省、横浜検疫所に感謝の念を表すために数回来日した理由もそこにあったのだろう。

港に停泊すると1日数百万円の施設利用料がかかると言われているが、プリンセスクルーズ社に対する請求はどうなっていたのだろうか。接岸してから離岸するまでのほぼ2カ月分の港湾利用料は、通常の料金を請求するとなると莫大な金額になる。ダイヤモンド・プリンセス号は2016年にノロウイルスの船内感染に見舞われたことがあるから、感染症対策として保険に加入していただろうが、収支決算の思惑には興味がある。日本市場を失うより、最大限の顧客サービスをして将来につなげる選択をしたのは、企業として当然だっただろう。

■チョコレート、チョコレート

2020年2月13日（木）

13日は夫の誕生日だった。隔離されたなかでの誕生日なんて悲しかったけれど、とにもかくにもお祝いして、楽しい気持ちになろうと夫婦で思っていた。

船の厨房から薔薇の花の飾りのついたバタークリームケーキとバースデーカードが届けられた。細かい細工の薔薇はとてもきれいだった。しかし、バターケーキは一口しか食べられず、写真に撮って思い出にした。

多くの乗客がSNSに投稿しているように、クルーズ船内の食事や、日々の対応には随分配慮していただいた。食事は、夫と私には質量ともに多いので、果物やヨーグルトだけいただくということが多かった。昼食にもチョコレートケーキのデザートがつくことが多かった。レストラン「インターナショナル」でのディナーのデザートにも、専属ショコラティエが考案したチョコレートケーキが登場していた。

チョコレートケーキと言えば、海外出張での「コネクティンググルーム不倫」で話題になった厚労大臣官房審議官の大坪寛子氏が乗船してきて、マスクも付けず長い髪を振り乱してチョコレートケーキを頬張っている姿がひんしゅくを買った、という記事が『週刊文春』に掲載されたのは下船後のことだった。ケーキを食べながら、移動禁止の区域を歩き回ったという内容だった。

船内に閉じ込められている乗員乗客、懸命に対処している医療スタッフ、事務方スタッフの気持ちを逆なでする行為だ。ゲストにとって、専属ショコラティエが考案したチョコレートケーキはさぞ美味しかったことだろう。

大坪寛子氏は、山中伸弥教授のiPS細胞の研究費を勝手に削るなど、よくない噂が飛び交っているのに、この船に重要スタッフとして乗り込んだとなると、腹が立ってきた。まだ、権力を温存しているのかと思うと複雑な気持ちだ。放置しているから対策チームの士気をそぐような行動を平気でするのではなかろうか。

それはともかく、チョコレートブームを反映してか、チョコレート、チョコレートで辟易していた。あんこの入った和菓子が食べたい！　生和菓子だったら、今頃の季節は椿や梅、あるいは福寿草をかたどったものが店頭に並んでいるのだろう。あっ、ここは横浜港ではないか。それなら、月餅だっていい。中華菓子が食べたいな！

数日前より船内から宅配で、必要な日用品や食べ物を注文できるようになった。「カップラーメンを食べたい。コーヒーやお茶を好きな時に飲みたい」とぜいたくな気持ちが頭をもたげてきて、アマゾンに注文した。

楽しみにしていたが、なかなか届かない。配達状況をチェックしてみると、鶴見区まではやってきたのだけれど、また中区山下に戻ってしまった。「まさか、自宅に届けたのでは」と心配になったけれど、山下ふ頭の検疫所に回してから再度船に配達されるようだった。

この日を皮切りに、さまざまな支援物資が届けられた。新聞、雑誌のバックナンバー、カップラーメン、コーヒー、チョコレート！

船内で話題になったのは、崎陽軒のシウマイ弁当の差し入れだった。SNSでは「シウマイ弁当はどこに消えた？」と大盛り上がりだった。後日、イギリス人のブロガーが大黒ふ頭に山積みになっている崎陽軒の段ボール箱を撮影していたから、誰かの判断で廃棄されたかもしれない。ネットの記事では、「福島の原発事故の際も、善意で送った品物でも、特に食品関係は衛生上の観点から廃棄されることがあった」などという論評まで現れて、崎陽軒のシウマイ弁当の差し入れは届かなかった。食べ物への執着は、なかなか断ち切ることができなかった。

差し入れや支援物資を届けてくれた企業や団体の方々、それをまた、各客室に届けてくれた乗務員には感謝のしようもない。

iPhoneが届けられたこともあった。組織構成をよく知らなかったので、記憶があいまいだ。

現地対策本部を通して厚労省から届けられたのだと思う。「福島原発事故の時もＬＩＮＥを使う支援はされましたが、スマホ機器が貸与されるのははじめてのことです。ＬＩＮＥを使って厚労省と医療相談をすることができます。下船の際に部屋に置いてお帰りください」とのことだったが、船には医療スタッフがいるはずだ。高齢者が何のフォローもなくスマートフォンを使いこなすことはハードルが高いだろう。またしてもピント外れの対応だった。私は、個人情報を残したくないから自分のスマホが充電中の時、最新ニュースを確認するためにだけ使った。

船内の現地対策本部には、５階にあったサボイ・ダイニングが使われたという。ここで隔離期間中の事務作業、医療の割り振りがおこなわれていたらしい。サボイ・ダイニングは、売却を目的にした絵画が展示されていたアートギャラリーの区域か、あるいはその奥にあったのではないかと思うが、隔離前に５階を歩き回った時には見つけられなかった。バーかレストランの階段から降りたところに、ダイニング部屋があると言われていたが、そこだったのか？　あるいは日本人客以外が使うディナー用レストランだったのか？　分からない。

■ロシアンルーレットの日々で、バレンタインデー

2020年2月14日（金）

今日はバレンタインデーだ。乗務員からハート形のチョコレートケーキと薔薇の花一輪が届けられた。昨日の夫のバースデーケーキに続いて、だ。

でも、食べられたのは一口だけだった。

両隣の部屋からせき込む声が聞こえてくる。デッキ散歩に行くために廊下を歩くと、いくつかの客室の前に「入院準備」という張り紙のついたスーツケースが置いてある。職員が消毒作業をしている部屋もある。

隔離船とは何をするところなのだろう？　私たちを守ってくれているわけではない。いずれ、すべての乗客・乗員が感染するのを待っているのだろうか。隔離は感染を食い止めるためのはずなのに、医師も看護師も船室に様子を見に来ることはなかった。

私たちは、ロシアンルーレットによる処刑を待つ監禁された人のようだ。遅かれ早かれ、コロナウイルスに取りつかれるのだろう。重症ってどんな症状なのだろう？　回復するのだろうか？

情報がない。ウイルス陽性者が何人出たかは、ＴＶや船内放送で知らされるけれど、検査

の母数、乗員と乗客の内訳、国籍などが知りたかった。差し入れの新聞が2度ほど届いたが、日々、船から救急車で搬送される乗客乗員と、船内のどこかですれ違っているはずだ。その人たちはどうなっているのだろう？

日本国政府は「14日間の隔離」と言っていたけれど、それは5＋14の2月19日までなのだろうか？　5日も含めて2月18日までなのだろうか？　なんの連絡もない。

2月14日、今日の時点で、船内の感染者数は、２１８名となった。もうじき1割に達する。80歳以上で持病があって希望する者は下船し、国内の施設に移動できるという案内があった。11人が下船し、バスで運ばれた。

下船の準備は始まっているのだろうか？　旅行中は服用しなかったので、入眠剤10錠がまるまる残っていたが、今夜は飲まなければ眠れない。隔離状態からくるストレスだけではなく、今後私たちはいったいどうなるのかという不安で、精神的に追い詰められていた。

この日、橋本厚生労働副大臣の船内放送挨拶があった（資料③）。

資料③　厚生労働副大臣の船内放送挨拶（千田忠氏　提供）

2020年2月14日（土）
橋本岳現地対策本部長 船内放送挨拶

ダイヤモンド・プリンセス号の乗員。乗客の皆さん。私は厚生労働副大臣の橋本でございます。
すでにご存じのことかも知れませんが、先日一部の乗客の方から船内環境の改善に関する要望書を厚生労働大臣宛にいただきました。皆さまの思いをしっかりと受け止めた上で、本日の挨拶をさせていただくに至りました。

船内のみなさまにおかれましては、新型コロナウイルス感染症に関し、船内にとどまりいただき、たいへんなご苦労、ご不便をおかけしております。これは船内の皆様を感染症からお守りするとともに、わが国の感染症対策として行われているものです。早くわが家に帰りたい方、病気をお持ちの方など、多くのご心配、ご不安があることと存じております。政府としましては、皆さまの状況を少しでも改善させるため努力をしております。

まず、皆さまの健康に関する対策です。政府としましては、皆さま方に期待していただいた医薬品リストに基づいて、医師や薬剤師を通じて、必要な医薬品の提供をおこなっております。さらに、2月11日には船内のお薬相談の専用ダイヤルを設け、提供された医薬品に関するご相談やご紹介に関するご照会に個別に対応するとともに、体調が変化された場合の追加や変更などを行っております。加えて、皆さまの身体および精神的な健康を保つため、多数の専門的な医師を派遣しております。また、船内の感染対策を強化するために、学会などの専門家集団の支援を受けての感染症対策にも取り組んでおります。

船内で今後も船内で生活していく皆様には引き続き健康状態をお伺いさせていただき、体調に異変のあった際にはすみやかに対応します。皆さんが健康で船内でお過ごしいただきますよう、引き続き努力してまいります。

次に、皆さまに必要な物資についてです。皆さまに必要な物資をお届けするために、政府一丸となって取り組んでいきたいと考えております。

最後に皆さまに心からお礼申し上げます。船内に留まっていただいている皆さまの中には、聞き取り調査やウイルスの検査にご協力いただいた方もおられると思います。これらの情報をもとに、本船の感染防止対策をすすめておりますので、引き続きご協力をお願い申し上げます。

今後の見通しについてですが、政府といたしましては、安心して下船していただけるよう準備を積み重ねているところでございます。昨日12時に大臣が公表しましたが、新型コロナ感染症とは別に、健康確保の観点から、リスクの高いと考えられる方からウイルス検査を実施します。陽性が確認された場合には病院に輸送し、陰性の確認された方のうち希望される方には下船して、政府が用意する宿泊施設で生活していただくこととしました。また希望されない方には、そのまま船内に留まっていただくことになります。

他にも新しい見通しがわかり次第ご連絡を申し上げます。あらためて、このダイヤモンド・プリンセスの乗員・乗客の皆様には、子の度の政府の対応にご協力をたまわり、重ねて深く感謝申し上げます。ありがとうございました。

■船内隔離生活者緊急ネットワークとつながる

2020年2月15日（土）

●検体採取

下船予定まであと3日か4日のはずなのに、それらしい連絡は何もない。横浜港に戻った時には、3、4日前から下船準備の案内があった。スーツケースは部屋の前に置いておくとか、クレジットカードでの支払い金額の確認について、クルーズカードと出入国の書類を用意しておくことなど、さまざまな下船準備の連絡があったのに。

船を降りたら、大黒ふ頭から、少なくともバスなどで最寄りの駅までは送ってくれるのだろうと思い込んでいたものだから、手で持っていくものと、宅配便で送ってもらうものなど、荷物の振り分けなどに頭を悩ましていた。

ドアをノックする音が聞こえた。食事の時間には中途半端だな、差し入れの配給でもあるのだろうか、とドアを開けると、フェイスシールド、マスク、手袋、ガウンでフル装備の2人組が立っていた。年齢は若そうだった。

「検体採取をしますので、同意書にサインしてください」と言われた。拒む理由も思いつかなかったので、サインをすると喉の奥から検体を採取し、そのまま出て行こうとした。

「ちょっと待ってください。皆さんはどこの医療班なのですか」と聞くと「自衛隊です」とだけ言って、一刻も早くとばかりに部屋から脱出していった。部屋中にウイルスが蔓延しているかもしれないと言いたげだった。「この検査は誰を対象にしているのとか聞けばよかったね」と夫と話しても、あとの祭りだった。

「陽性反応のあった人と濃厚接触したから、検査の対象になったのだろうか？」とか「70歳以上の乗客は検査することにしたのか？」とか「ディナーテーブルのメンバーは決まっていたから、あの中に陽性反応が出た人がいたのかもしれない」と、憶測ばかりが頭の中をぐるぐる回った。きちんとした情報が届かないから、憶測に頭が占領され、すっかり疲れ果ててしまった。厚労省が船内の乗客すべてのＰＣＲ検査をする方針を出したということが分かったのは、後日のことだった。

隔離が始まった5日から一度でも検査を受けた人は、その結果が陰性ならば、下船時も陰性と認定されたが、下船までの間に感染した人も多かったのだから、全員を対象にした複数回の検査が必要だったことに疑問の余地はない。乗客の感染症対策のみならず、下船後の感染拡大防止、不安の解消のためにも必要だったと思う。

●船内隔離者緊急ネットワークとつながる

三度の食事は確かに配膳され、シーツやタオルの交換も乗客の要望によっておこなわれるようになった。けれど、放置されているという感はぬぐえなかった。陸の人たちはもはや好奇心も失せたのか、報道も途絶えがちになっているようだった。私たちは、増え続ける感染者の状況を聞かされながら、いつ感染の症状が出るかとおびえていた。

テレビのワイドショーなどでは、「ダイヤモンド・プリンセス号のバルコニー付きの部屋は100万から150万円するらしい」という話が流れ、「あの人たちにはクルーズ代金まで払い戻しですって……」というような「同情する価値のない人たちだ」という空気が蔓延していくのを船内でも感じていた。

実際のツアー代金は、大幅割引があったので、14日間のクルーズで29・6万円、ダンピング前で48万円程度だった。

的外れのクルーズ参加者への非難は、政府にとても都合よく働いたと思う。ダイヤモンド・プリンセス号を海上に停泊させ、乗員・乗務員を隔離することで、「政府は水際作戦をきちんとやっている」感を演出し、コロナウイルスへの恐怖がまだ実感できない状況の中で、コロナ問題の焦点をダイヤモンド・プリンセス号に当てることで、オリンピック開催の是非という政治的決断から目を逸らす恰好のショーになったのではないか。

もはや、陸の人たちに頼ることはできない。私たちはどうなるのだろう、という追い詰められた気持ちになっていたとき、ある新聞記者の方から連絡があった。「千田忠さんという方から、船内の問題に取り組んでいるので、協力できる人がいたら紹介してくださいと言われました。千田さんの携帯電話の番号を知らせるので、よかったら連絡してください」というメールだった。

「船内の一部の方から9日に船内の環境の改善を要望されましたので、応えたいと思います」という橋本岳厚労副大臣のアナウンスが14日に流れたが、千田さんという方はそのグループに関係しているのかと思いながら、さっそく連絡を取った。

推測通り、船内の環境改善を要求したグループの代表が千田忠さんだった。ダイヤモンド・プリンセス号のツアー代金のダンピングは途上国の乗務員を安く使って成立していること、船内のカジノで利益を上げていること、カジノがなんとはなしにこの船の特殊な雰囲気を醸し出していることなどを話し合って、意気投合した。

ただ、今はそんなことを言っている時ではない。もはや、船内の環境改善の段階を超えて、ウイルスが蔓延する船からどうやって下船するのかを考えるべき時だという考えで一致した。

いろいろなことがあった日

2020年2月16日（日）

●医師会から派遣された医療スタッフと雑談

ドアをノックする音がするので開けると、マスクにフェイスシールド、ガウンに手袋の医療スタッフの男女2人が部屋を訪ねてきた。

「健康調査をします」と言うので、「昨日、自衛隊の医療班がＰＣＲ検査の検体を採取に来たけれど、あの検査の対象は誰なのですか？」と尋ねた。

「いやあ、分かりませんね。僕たちは健康調査をするようにとだけ言われたのですから。ところで、熱は何度でしたか？」

「36・3度と36・1度です」

「体調は？」

「特に悪いところはありません」

「検査の結果が陽性の時だけ報告するっていうのも、乗客としては不安ですよね。いつ突然『あなたは陽性でした』と言われるのか分からないのですから」

「不安な気持ちは分かりますよ。僕たちだって、この作業が全体の中でどういう位置付けなのか、指揮系統がどうなっているのか分からないのですよ。昨日来ていた人が今日はいないという状態ですし、朝礼暮改もいいところで、指示も行き当たりばったりですよ」

「お医者さんたちは自衛隊とはちがうのですか？」

「僕たちは医師会から派遣されています。自見（英子）議員が船内に送り込んでいます。北海道の医師会の幹部ですよ」

「ＰＣＲ検査って難しいのですか？」

「結構時間がかかって、６時間くらいですかね。ＲＮＡを増殖するので簡単ではないですね。僕もやったことがあるけれど」

男女２人の医療スタッフとの話がはずんだのはどうしてだろう。

昨日の自衛隊医療班の若いスタッフ２人は、疾風のように現れて去っていった。話をするという雰囲気はなかった。自衛隊の感染症対策は徹底していたようで、医師を含めて隊員の中で感染者は一人もいなかったと報告がされた。

船室に閉じ込められていても、現場が混乱しているらしいのは推測できた。

●船内隔離者緊急ネットワーク要請文

代表の千田さんより「船内隔離者緊急ネットワーク要請文２」の草稿が届いた。宛先は政府対策本部長と現地対策本部長だった。私も旧姓で世話人として参加した。代表の千田さんによると国会議員全員、マスコミ各社に配布されるとのことだった。

第1回目の要望書では、隔離生活の環境改善が主たる目的であったが、今回は船内の状況がコントロール不能な状態に陥っていることと、下船のプロセスを早急に提示してほしいという踏み込んだ内容となった。

【船内隔離者緊急ネットワーク要請文2】

2020年2月16日

政府対策本部長

現地対策本部長

緊急要請書

船内隔離者緊急ネットワーク

代表　千田忠

世話人　A、B、C

ダイヤモンド・プリンセス号は「コントロールされていない」

一刻も早く検査を終え、ただちに下船の措置をとることを求めます。

ダイヤモンド・プリンセス号に隔離されている私たちに対して、たくさんの支援が届けられていることに対し、心から感謝申し上げます。

しかしながら船内では、場当たり的な対応、情報の錯綜などにより混乱を極めており、機能不全状態にあります。そもそも船内隔離により未だに船内での感染者が増え続けており、船内は感染の爆発的な拡大（アウトブレイク）の様相を呈しています。

このような中で私たちは、対策本部に対して以下のような緊急の措置を求めるものです。

1　現在、医療チームの派遣をはじめとする各種支援が届けられていますが、その内容および乗客が受けることのできるサービスについては何ら知らされおりません。せっかくの社会的資源が生かされておりません。この点、大至急改善を求めます。

2　去る14日、対策本部より乗客に対して、相談対応などのためにiPhoneが貸与されましたが、機器の使用に不慣れな高齢者も多く、現場の状況に合わせたきめ細かな対応にはなり得ません。乗客の現状に合わせて即座に対応できる相談窓口を、船内に設置することこそが切実に求められています。

3　これまでの重篤事例の中には、発熱後に適切な対応がとられずに重症化したケースもあります。家族からは責任の所在と事実解明を求める声が上がっており、対策本部にはこうした事例に対する早急の対処・検証が求められます。

4　船長のアナウンスと厚労省の発表内容が食い違い、その状態が一日放置されるなど、対策本部の連携が極めて不十分なため、下船に関わる情報が混乱を極めています。権限のある広報体制の確立は喫緊の課題です。

5　一刻も早く検査を終了することで、すみやかに下船手続きを実施し、19日には確実に下船の手続きが完了することを強く求めます。また、下船後国内の各地での医療機関で適切な医療的な支援を受けることができるよう、国、地方自治体の対応を求めます。

6　そもそも今回の政府による隔離対策は、船内での感染拡大を防げていないばかりか、感染していない健康な乗客の感染および疾病のリスクを高めるなど、重大な欠陥を有しています。感染の拡大にいたった責任の所在を明らかにし、国民に説明することを求めます。

以上

●海外特派員協会へメールを送る

この窮状からどうにかして抜け出したいと願っていたが、どうも日本のマスコミ各社では心許ない。ということで、海外特派員協会に as if like refugees（まるで難民のように）と題したメールを送ることにした。

外国特派員協会宛て（＊原文は英語）
２０２０年2月16日（日）12：01

まるで難民のように

船上では、ＣＯＶＩＤ－19の爆発的発生（アウトブレイク）はもはやコントロールできません。

隔離政策は乗客にとって、肉体的同様精神的に有効な方法ではありません。

すべての人に限界が近づいています。

このアウトブレイクは国際的な問題ですが、日本政府はそれに気が付いていないようです。

厚労副大臣の漠然としたアナウンス以外政府からの発言はありません。

私たちはまるで難民か棄民のようです。

多くを犠牲にして働いてくれている乗員、プリンセスクルーズに心から感謝していますが、これは政府の仕事のはずです。

船上にて乗客より

リスク・コミュニケーション

2020年2月17日（月）

橋本岳厚労副大臣からの2度目のアナウンスが聞こえてきた。

「下船の手順と船内の医療体制について説明します。乗客の方々には19日から始めて3日ほどで下船を完了していただきます。船内には様々な分野、団体の医療機関からご協力をいただいております。DMAT災害派遣医療チーム、PMAT災害派遣精神医療チーム、医師会派遣医療チーム、自衛隊医療班です」という内容だった。

昨日の要請文は、国会議員全員、各報道機関に配布された。さすがに無視はできなかったことだろう。ただ、ここまでしなければ乗客の不安な気持ちが伝わらないというのは残念なことだった。

千田さんのところには、報道機関や船内の責任者からインタビューや問い合わせが殺到しているようだった。

隔離生活がどのようなものか、経験のない人たちには想像しにくいようだった。海外特派員協会に出したメールの返事が来て、私が電話で応対した。

「下船した日に、アメリカ人、イギリス人、日本人の方に船内での生活がどのようなものであったかを記者会見してもらいたいのですが、いかがですか」という内容だった。

「それなら、私より船内緊急ネットワークの代表の千田忠さんのほうがよいでしょう」

「千田さんとは船内でお知り合いになったのですか」

「船内といえばそうですけれど、隔離生活が始まってから知り合いの方を通して連絡がついたのですよ。ですから、お顔も存じ上げません」

「各部屋で行き来はできないのですか」

「隔離生活ですから、できません。連絡は電話やメールを通してです」

報道記者の認識もこのようなものだった。

最初に電話で連絡を取った時、千田さんが、船内隔離生活者緊急ネットワークを立ち上げて、ほかの乗客とつながろうと思った気持ちを、私に話してくれた。

ある乗客が、日の丸に「くすりふそく」と書いてデッキから訴えた。それを見て「発信しなければ伝わらない。昔、牢の中で囚人は紙に書いた情報を仲間に渡し、読んだ後は口に含んで飲み込んで証拠を消して、仲間と連絡を取り合ったということだ。僕たちには、電話もメールもある。それを使わなくてどうする」と、クルーズ中に知り合った乗客と電話やメールで連絡を取り合ったという。そして9日にまず1度目の要請文を手書きで記し提出した。

内容は船内環境の改善が主だった。橋本岳厚労副大臣が「乗客の一部の方から、船内の環境整備について要望があり云々」という放送が流れた時は感動ものだった。私は当時、緊急ネットワークに参加していなかったし、どうすればつながることができるのかも分からなかった。千田さんによれば、この後、室内の衛生状態は大いに改善され、医療体制も充実し、乗客が船内の態勢について発言することができるようになったとのことだった。

2度目の要請文で、とりあえず、下船に向けての動きがあると確認できたのは大きな慰めとなった。そして、最後の数日はその反応を確かめることもできたので、私は不安をずいぶん解消することができた。「情報の非対称性」（千田さんの定義で情報格差の意味）がいかに情報弱者を苦しめるか。今後、検討されるべき重要な指摘だろう。そして、当事者がどのようにつながっていくかの大きな試みだったと思う。是非、社会学者に深めて欲しいテーマだ。

千田さんについて私が知っていることをメモしておこう。札幌在住でケアリング・コミュニティ研究会代表、元酪農学園大学教育学教授で、大学を退官した十数年前から、高齢者の生活環境を探るフィールド調査の場として岡山県真備《まび》町に通っているとのことだ。2018年7月、真備町が西日本豪雨に見舞われた際、小樽―舞鶴の新日本フェリーを利用し、船旅のよさを知り、今回のクルージング「初春の東南アジア大航海16日間」に参加した。反中デモで揺れ動く香港や、若いころに反戦運動で関心を寄せたベトナムを訪れたいと思ったからだそうだ。

夕方、部屋の電話が鳴って、夫が応対をした。「誰からなの?」と聞くと、

「日本の医者と名乗ったが、PCR検査の結果が出るまでには時間がかかるので、もう少し待ってください、だってさ」

「日本の医者って奇妙な名乗り方ね。こんな状況でしか聞かれないことね」

「まあね。名前を言ったって分からないしね」

PCR検査には時間がそんなにかかるものなのだろうか。検査の結果は陽性の場合のみ知らせると言っていたけれど、陰性でも知らせてもらいたいものだ。

■岩田健太郎医師の中途半端な内部告発

2020年2月18日（火）

朝からツイッターのタイムラインで、ユーチューブの動画の話題が盛り上がっていた。岩田健太郎医師がダイヤモンド・プリンセス号に感染症対策の医師として乗船したのだが、内部は混乱の極みだったという告発の内容だった。

岩田健太郎医師は神戸大学教授で、同病院内科感染症の臨床医である。厚生労働省に事務局があるＤＭＡＴ（ディーマット、「災害急性期に活動できる機動性を持ったトレーニングを受けた医療チーム」＝災害派遣医療チーム）の一員として乗船が許可され、船内の様子を見たが、感染症を扱う態勢がなっていない、レッドゾーン（感染の危険性のある区域）とグリーンゾーン（感染の危険性がない区域）の区別がなっていない、シエラレオネのエボラ出血感染症を扱った医療施設よりひどい状態だった、といった内容を日本語版と英語版でネットにアップしていた。

岩田医師の動画がアップされた時、私はとても嬉しかった。船内にいても医療体制が機能不全に陥っているらしいことは薄々感じられた。「要請文2」でも指摘した通りだ。

「やはり、そうだったのね。岩田先生は、ここまで指摘してくれたのだから、何かが変わるかもしれない。この船内では感染症対策がなっていないようだから」と大いに期待した。

この岩田医師の動画が公開されたのは18日、隔離期間が終了する直前だった。感染症医としてもっと早期から関われなかったのかと残念にも思った。

ところが、2日後の20日朝、本人が動画を削除してしまった。「誰かが強制的に削除したのではないか」といった疑惑が上がっていたほどだ。岩田医師の主張を確認するには、海外特派員協会によるインタビュー動画（2月20日）が参考になると思う。

20日の特派員協会のインタビューは、スカイプを通しての説明と質疑応答となった。というのも、岩田医師はクルーズ船に滞在したために、自主隔離をしていたからだ。記者の質問は「なぜ、動画を削除したのですか」というものが多かった。「オーストラリア、アメリカでは下船後、乗客を隔離しているが、日本の対応は異なっている。それについて、どう思うか」という質問もあった。

岩田医師の答えは以下の通りだった。「船内の感染症対策が改善された」「私はだれとも争いたくない。協力していくことが大切だ」「国立感染症研究所が発症者のデータを公表したので、私が求めていた情報の透明性が担保されたからだ」といったものだった。最後の質問に関しては、「下船者が無感染者に感染を広める可能性があるので、諸外国と同様、あと14日隔離を続けるべきだ」という持論を述べている。

英語での質疑応答が一段落した後、日本語での質問があった。「『船内の感染症対策が改善されたから動画を削除した』とおっしゃっていますが、どのように確認なさって判断したのですか」

それに対する彼の答えは「信頼できる人から、そのように聞いたからです」。それに対して記者が畳みかけた。

「その報告を聞いて、改善したと判断した経緯をもう少し詳しく述べていただけませんか」

岩田医師の答えは「それは申し上げられません」というものだった。

国立感染症研究所のデータというのは、発症者の日ごとの数で、感染者の増加を表すものではない。WHOによると、感染から発症までは最大14日、まれに21日のこともあるが平均は5日とのことである。そうすると、後半爆発的に増加した感染者は、隔離生活開始後に感染したことになる（図①、②）。

ところが岩田医師は、感染研のデータで満足したようである。岩田医師をクルーズ船に招聘したのは、高山義浩医師だった。高山医師は、沖縄県立中部病院で感染症診療に従事、地域ケアに取り組んでおられる。岩田医師の「船内には、感染症の専門家がいない」という発言は正しくない。高山医師は、岩田医師の動画公開を受けて自身のフェイスブックで、岩田医師を招いた経緯、自身の船内での活動、岩田医師に下船を要請したのは自分ではないことなどを綴った記事を公開した。この記事も後日削除されている。

高山医師の記事は、自身が誠実に船内で職務を果たし、岩田医師のアドバイスを受け入れようと、彼を招いた経過が理解できる内容だった。それを「岩田医師は政府に歯向かう医師」「高山医師は、誠実に任務をこなす政府に協力的な立派な医師」というレッテル張りが横行した。これは、2人の本来の意図からずいぶんずれた論評のように思われるが、本当のところはどうなのだろうか。

岩田医師はBBCの単独インタビューも含めれば、計3回海外特派員協会のインタビューに答えている。削除の理由は相変わらず「事態が改善された」「わたしは皆と仲よくしたい」という、必ずしも納得できる内容ではなかった。

岩田医師は少なくとも、動画を残すべきだった。それは、ダイヤモンド・プリンセス号で起きたことを直近の、あるいは将来の感染症対策に生かすために貴重な資料となるはずだった。

その後、橋本岳厚労副大臣が「レッドゾーンとグリーンゾーンの区分けはきちんとできています」という説明とともに公開した写真は、入り口は区別してあっても、中はどうも同じらしいことを疑わせるものだった。これではかえって火に油を注ぐことになり、これまた後日に削

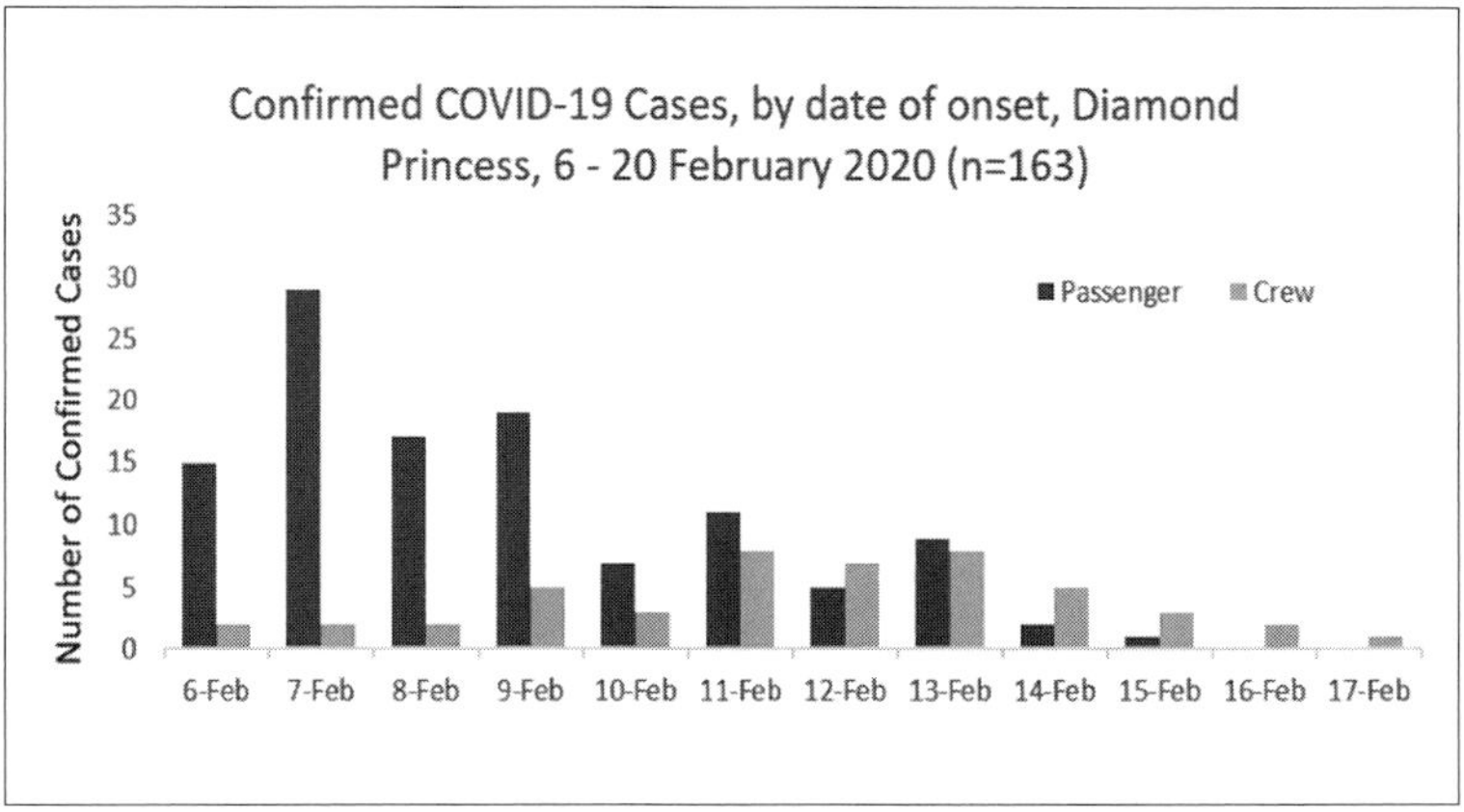

図①　2020 年 2 月 6 日から 20 日におけるクルーズ船乗員乗客の発症日別 COVID-19 確定症例報告数（n = 163）（国立感染症研究所）

月日	感染者数（人）
2月5日	10
6日	10
7日	41
8日	3
9日	6
10日	65
11日	0
12日	39
13日	44
14日	0
15日	67
16日	70
17日	99
18日	88
19日	79
20日	13
21日	57

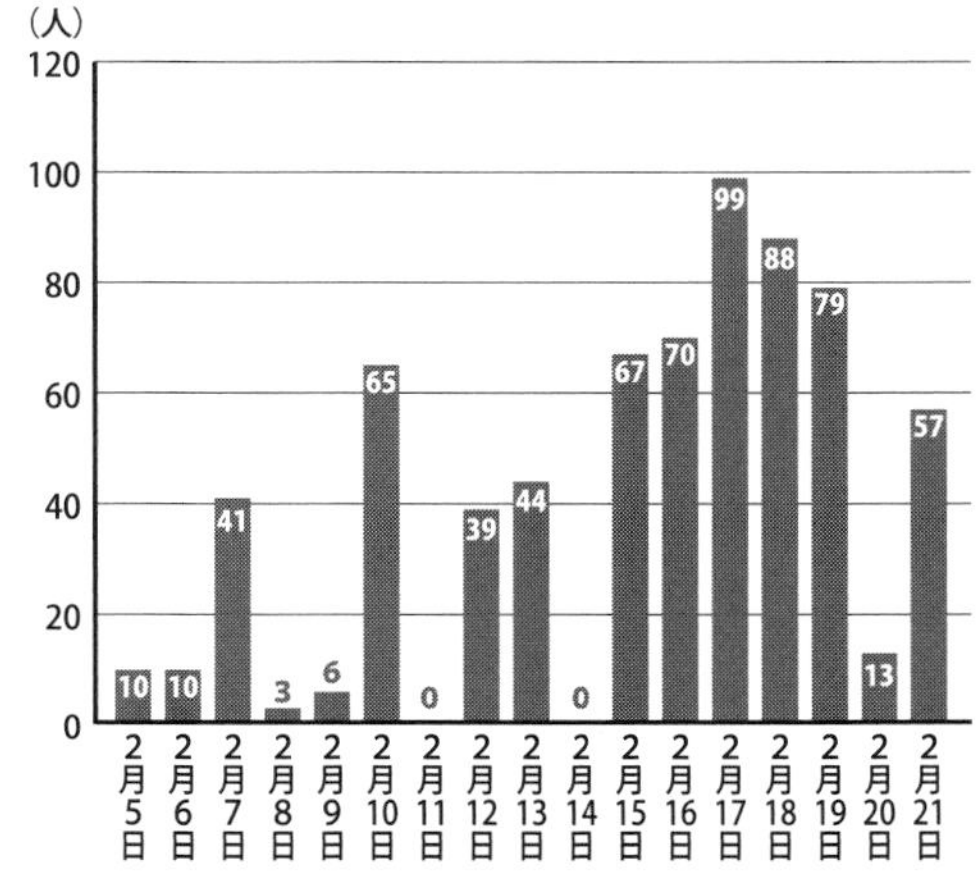

図②　隔離生活感染者数　2月5日～2月21日（矢口作成）

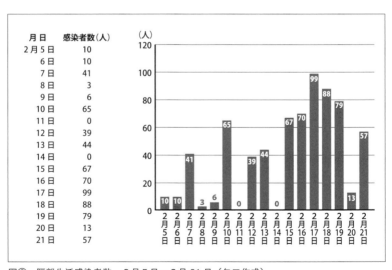

あります。現在、DMAT(災害派遣医療チーム)、JMAT(日本医師会災害医療チーム)、AMAT(全日本病院医療支援班)、DPAT(災害清心医療チーム)、日本環境感染学会をはじめとした感染症専門医らによる感染対策チーム、薬事支援チーム、日本赤十字社、自衛隊医務官らがダイヤモンド・プリンセス船内で、メディカルセンターの支援、発熱者や救急搬送等の対応、検体の採取、精神的な相談や薬剤に関する対応などの支援にあたっています。また、国土交通省、防衛省、神奈川県、横浜市の方々も、厚生労働省および横浜検疫所とともに船内外で支援にあたっていただいています。

厚生労働省として、日本国内における新型コロナウイルスによる感染症の拡大を防ぎつつ、乗客の皆さまにもできるだけ早期に検疫を終了して安心して下船いただけるよう全力で努めてまいりますので、引き続きのご協力を賜りますようお願い申し上げます。

令和2年2月17日

厚生労働副大臣

橋本　岳

資料④　検疫の終了・下船の見通しおよび支援体制について

ダイヤモンド・プリンセス号乗船中の乗客の皆さま

検疫の終了・下船の見通しおよび支援体制について

現在実施中のダイヤモンド・プリンセス号の臨船検疫においては、乗客の皆さまには大変ご不便をおかけしている中、ご協力をいただいておりますことに、心から感謝申し上げます。

本船の臨船検疫の終了の方針と見通しについては、昨日(16日)に船長および私からアナウンスをいたしました。皆さまに今後の見通しについてご確認をいただけるよう、最新の状況も踏まえて、改めてお手紙でお伝えいたします。

17日現在、全ての乗客の皆さまにPCR検査を受けていただけるよう、検体採取の作業を継続的に行っています。本日、全員分の検体採取が終了する見通しです。また、医師によるチームが全船室を訪問し、健康確認を行っています。この二つの作業により、PCR 検査の結果が同室の方と共に陰性であり、かつ健康確認において発熱や呼吸器症状等が確認されない方について、下船の準備をお願いすることとなります。

PCR 検査に関し、本日採取された方の結果の判明が早くて明後日となることから、19日(水)から21日(金)にかけて、条件を満たしている方に順次下船をいただくことを目指して作業をしています。その結果により個別に、下船のご案内をその前日までに差し上げる予定です。その際に荷物の回収の時間や、実際に下船いただく時間をお伝えします。なお、下船前に横浜検疫所がサーモグラフィーによるスクリーニングを行い、必要な方に検温をお願いすることとなります。また、発熱等の際の連絡先を記した健康カードおよび検疫所長による上陸許可証を下船時にお渡しいたします。

PCR 検査が陽性であった方の同室の方、および健康確認で発熱や呼吸器症状がみられた方、そして下船時の検温で発熱が確認された方は、検疫が継続することとなります。この方々については、改めて見通しを個別にお示しする予定です。

なお、乗員の方々の検疫も引き続き継続することとなります。政府およびダイヤモンド・プリンセス号の運営会社が協議をしており、その方法について具体化することとなります。

また、船長からのアナウンスで日本の医療チームなどの数字が触れられることが除された。

この時、ドアに「清潔ルート」「不潔ルート」と張り紙がしてあり、医療関係者には慣れ親しんだ名称だとしても、「不潔ルート」という名称に多くの人は愕然とした。

この日、橋本岳厚労副大臣によって「検疫の終了・下船の見通しおよび支援体制について」（2月17日付）という文書が配布された（資料④）。文書作成や管理をこれだけ嫌がっている政府から、きちんとした文書を受け取ったのは前進だと思った。

■下船の日　2020年2月19日（水）

朝から嬉しかった。ウイルスの巣窟から、これで逃げ出すことができるのだ。毎日眺めていたベイブリッジのほんの少し向こうに、わが家はあるのだ。心が躍った。スーツケースは出入国管理事務所まで自分で運ばなければならない。乗船の際は、フォーマルドレス着用のディナーの日のために着物を着ていた。しかし下船の際、和服では目立ちすぎて、マスメディアのインタビューを受けたり、追いかけられたりしてはたまらない、と夫と相談して着物はスーツケースに押し込んだ。

10時30分ごろ、下船が開始されるというアナウンスが入った。

昨日、「下船に関する情報」という文書が各部屋に配布され、持ち物の確認、入国審査情報などが書かれていた。さすが官僚は優秀だ、と思わされたのは、「下船用タグと時間」という項目だった。私たちの下船に関する情報は、下船時間12：15、タグの色と番号はGREEN4、降船口は前方降船口（4番デッキ）、駅名：横浜　とのことだった（資料⑤、その他参考に資料⑥）。

下船の際は、「グリーンの○番の方、降船口までエレベーターを使ってお進みください」といった放送が流される。時間を区切って行動を促すので、混乱はなかった。こんなに優秀な官僚がなぜ船内の対応でもたもたしていたのだろう。

千田さんに「東京新聞が幹事社で、下船後記者会見をおこなうので、一緒に参加してください」と言われていた。千田さんとは、電話の応対しかしていなかったのでお顔も存じ上げなかった。荷物を宅配便で送ってもらう手続きをして、数時間待たせたけれど、合流することができた。東京新聞の記者が「お顔の露出はどうしますか」と聞くので、顔は映さない、音声は

資料⑤　下船に関する情報

下船に関する情報

Stateroom:

ご乗船の皆様
皆様に円滑に下船いただくため、横浜港での下船に関する必要情報をお伝えいたします。

下船前

- お荷物に古いタグやラベルが付いている場合、持ち主を特定するための情報を記載したもの以外は全て外してください。
- 数字が記載された色付きのタグを各お荷物に一つ付けてください。
- 明日19日朝7時までに、お荷物を客室の外に出してください。携行品は、外には出さず、お手元にお持ちください。
- 航空券、パスポートおよび居住地証明書、医薬品、翌日分の衣服については、外に出すお荷物には入れず、必ず携行してください。下船の際、上記に加えて、クルーズカード、健康証明書、通関様式および健康に関する様式はお手元に保管ください。

下船当日：2020年2月19日

通常の下船プロセスは、10時半頃開始し14時頃に終了する予定です。お荷物のタグの色および番号がアナウンスされるまでは、客室でお待ちいただくようお願いいたします。色および番号が呼ばれましたら、4番デッキにある降船口までお越しください。

ターミナルに到着しますと、該当の色および番号の荷物が並べられています。ご自身のお荷物を回収されましたら、税関と入国審査を通過いただき、その後、移動手段をご案内いたします。

下船用タグと時間

出発時間：12:15:00 PM
タグの色・番号
降船口の場所：前方降船口(4番デッキ)
駅名：横浜

入国審査情報

下船の際、パスポート、通関様式、健康に関する様式、健康証明書を必ずお手元にお持ちください。通関様式および健康に関する様式は、客室をご出発される前にご記入ください。

船内アナウンス

アナウンスは皆様の客室向けに行われます。指定された色・番号が呼ばれるまでは、客室を離れぬようご協力をお願いいたします。

返金について

口座に残高があるお客様につきましては、ご帰宅後、返金が行われます。

資料⑥　ウイルス検査で陰性が確認され下船される皆様へ

（健康カード）

ウイルス検査で陰性が確認され下船される皆様へ

- あなたは、船内の自室での待機をお願いした健康観察期間が終了し、新型コロナウイルスに感染しているおそれはないと判断されたため、検疫所長より上陸が許可されました。
- しかしながら、念のため、下船した後も、以下のような行動をしていただきますよう、よろしくお願いします。

➢ 一般的な衛生対策を徹底してください。

・石けんやアルコール消毒液を用いた手洗い

・咳エチケット（マスクやティッシュ・ハンカチ、袖、肘の内側などを使って口や鼻をおさえる、マスクの着用等）

➢ 健康状態は毎日チェックしてください。

・毎日、体温測定を行い、発熱（３７．５℃）の有無を確認してください。

・咳や呼吸が苦しくなるなどの症状の有無を確認してください。

・厚生労働省（又は保健所等）より、定期的に電話・メールであなたの健康状態を確認させていただきますので、確実に連絡のとれる連絡先をご記入し、下船時に検疫官に提出してください。

➢ 咳や発熱などの症状が出た場合

・そのような場合には、学校や会社を休み、不要不急の外出を控えてください。やむを得ず外出する場合は、必ず、公共交通機関の使用は控えてください。

・マスクを着用し、あらかじめクルーズ船「ダイヤモンド・プリンセス」に乗船していたことを電話連絡し、すみやかに医療機関を受診してください。

・受診した場合は、厚生労働省健康フォローアップセンターにご報告ください。

電話：03-5253-1111（内線 4257、2430）
夜間：03-3595-2333　メール：follow-up@mhlw.go.jp

◇　日本国内に滞在中の連絡先

・　新型コロナウイルス感染症に関することでご不明な点がある方は、こちらにご相談ください。（２４時間、土日・祝日も開設）
<下船者専用ホットライン>：０１２０－４８５－１８８（日本語）（※）
※2月19日夕刻より開設　　：＋８１－３－３５９５－２１７６（英語）

咳や発熱などの症状が出た方	帰国者・接触者相談センター（都道府県設置）	
外国語で対応ができる医療機関を探す方	Japan National Tourism Organization サイト	
駐日外国公館と連絡を取りたい方	駐日外国公館リスト	

Ministry of Health, Labour and Welfare / Quarantine Station

そのままでよい、という合意がなされ、会見場所まで新聞社の車で連れて行かれた。

そこはベイブリッジの鶴見側の建物で、ダイヤモンド・プリンセス号の船体が背景となるロケーション抜群のところだった。ビルのテラスの屋外で、吹きさらしのところに連れていかれ、ここで記者会見をすると言われた。

隔離生活に疲れた高齢者に2月の風は寒すぎた。あまりの配慮のなさに千田さんは怒りだし、私も自分の気持ちを全国の視聴者に伝えたかったけれど、報道機関の対応にはあきれた。結局、記者会見は中止となった。

記者会見場だったビルのテラスから大黒ふ頭まで歩いて戻り、手配された横浜市営バスに乗って横浜駅まで帰ってきた。「横浜駅から家まではどうしよう」と以前から思っていたが、頭の中がぼんやりとして思考力もなくなっていた。行方不明となった差し入れの崎陽軒のシウマイ弁当がどうしても食べたかったので、購入して夫とタクシーで自宅に帰った。

案の定、「横浜から公共交通に乗ってウイルスをまき散らすのか」といった非難の声がメディアから聞こえてきた。

●ある議員の国会質問

午後3時には、家に着いた。31日ぶりの自宅だった。疲れた身体を休めていたが、ベッドから起き上がって居間に行くと、夫の見ているテレビの国会中継が目に入った。ある無所属の議員が質問しているところだった。

「なぜ、ダイヤモンド・プリンセス号を下船した乗客を無防備に世に放って、ウイルスを拡散させるのか？　なぜ、彼らをもう2週間隔離しないのか？」という内容だった。

またしても、暗澹たる気持ちになった。大黒ふ頭に接岸した段階で、早期に乗客を下船させて国内の安全な隔離施設に移すことをこの議員は検討したのだろうか。そうした努力のうえの発言なら、私も納得できる。しかし、物みたいに「さらに2週間、隔離しろ」というのは余りにも、人権感覚が希薄ではないだろうか。

「水際対策」は大事だと思うから私も協力した。しかし、後手後手の場当たり的対応に振り回され、おびえていた乗客の気持ちを考えたことがあったのだろうか。陸に戻っても、そこは安全な場所ではないらしい。少なくとも船の上は、同じ経験をしている者同士の集まりだった。しかし、ここは違う。これからは、クルーズ船での隔離生活とは別種の辛い生活が始まるのだと覚悟しなければならなかった。

第2章

経過観察期間

■経過観察期間が始まる

2020年2月20日（木）

下船は、明日までかかるという。私たち夫婦はわが家に戻ることができ、洗濯したり、冷蔵庫の掃除をしたりという日常の生活に戻ることができた。

このニュータウンは横浜市の丘陵地帯に都市計画に基づいて開発された新興の町だ。住宅地、緑地、緑道、農地、商業区域をバランスよく組み合わせている。この地域は古くから名前があって、7世紀には律令制度によって「武蔵野国都筑」となった。

横浜市の北部はほとんどが林に覆われた丘陵地で、住民が散歩のできる緑道と車道とは高架橋で交わるように設計され、横断歩道を渡ることなく、緑道を歩くことができる。畑作農地も広がっていて、地産地消を目指したレストランも多く、JAの直売所では質の高い農産物を販売している。東急線の駅からニュータウンへ向かうバス路線には「神隠」とか「獅子ヶ鼻」といったおどろおどろしい名前のバス停がある。昔、神隠しの事件でも起きたのだろうか。

帰って来られたのだ！　まだ枯れ木が多いけれど、もうすぐ豊かな緑に覆われるだろう。マスクをして散歩をした。深呼吸をすると疲れた心と身体に樹木の恵みが染み渡るようだった。

それに、長いことほったらかしにしていたバイオリンも音が多少狂っているだけで無事なようだった。出発前に練習をしていた曲を弾いてみた。自分が奏でる音を自分が浴びるのは気持ちがよいものだ。いくら練習してもちっとも上手くならないけれど、満足している。この気持ちよささえあれば。

こんな風に幸せを噛みしめていたけれど、次第に世の中の厳しい視線をひしひしと感じるようになっていった。船上にいた私たちと陸の人たちとは経験や教訓を共有していないことに気づかざるをえなかった。

■「寿司食って新幹線で帰る」と発言した男性

2020年2月21日（金）

ワイドショーは、中居正広がジャニーズ事務所を退所する話題で持ちきりだ。ダイヤモンド・プリンセス号で起きたことも同じ娯楽として消費されてゆくのだろうか。番組の中でダイヤモンド・プリンセス号を下船した乗客のインタビューが流れた。ふ頭から乗った市営バスを横浜駅東口で降りるところだった。

ここは、2日前に私たちがバスを降りた場所だ。横浜駅東口と言っても、駅からはずいぶん離れていた。それでも、多くのマスメディアの人たちが待ち構えていた。市営バスの運転席の後ろにビニールシートが張り巡らされていた。

「私たちからウイルスが感染する可能性があると市営バスは思っているのだね」と夫が言った。

男性がインタビューに答えていた。

「リュックに挿したばらの花はどうしたのですか？」

「これはバレンタインデーの時に客室に配られた花なんですよ。捨てるにしのびなくてね」

これを見て、私は思った。「検疫官、いいのか？　船内から植物を国内に持ち込むのは禁止ではなかったのか。ドライフラワーになっているからいいとでも言うのだろうか」

別のインタビューは、船の前で出入国手続きのため並んでいる男性へのものだった。

「船の中の生活はいかがでしたか？」

「厚労省の対応には頭に来ているよ。行き当たりばったりで」

「これからどうなさるのですか」

「寿司食って、新幹線で家に帰る」と答えた。

インタビュアーはご丁寧にこの男性の後を付け回したらしく、「インタビューに答えた通り、この男性はお寿司を食べて新幹線で帰りました」と新幹線の動画付きで報告した。

男性の発言は露悪的だったと思う。相当に頭に来ていたのだろう。言わなくていいことを言っている感じだった。ただ、下船後外食は禁止されていなかったし、横浜駅から先は公共交通機関を利用してご自分でお帰りください、と指示されていたのだから、途中でお寿司を食べたのは、軽率だったかもしれないが、彼の行動は大げさに非難されることではない。

しかしこの発言は、大方の乗客の頭痛の種になった。「隣近所に『ダイヤモンド・プリンセス号のクルージングに行ってくる』なんて言わなければよかった。お土産を買ってきたけれど、受け取ってはくれないだろう」と気を揉んでいた人たちに、「なんて非常識な人たちなのだ」という非難を浴びせる口実になった。

資料は、2月5日から21日までの船内のウイルス検査の結果だ（資料⑦）。

■医療体制について

2020年2月22日（土）

「日本の医者ですけれど」と名乗って船室にかかってきた電話を理解しないまま受けたよう

日	曜日	ウイルス陽性者数			死亡	備考
		乗客乗員		ほか		
		陽性者数	検査数			
2/16	日	70人	不明			専門家会議初会合 米チャーター機到着、香港、カナダもチャーター便派遣予定 重症者19人 船内隔離者緊急ネットワーク2度目の要請文提出
2/17	月	99人	不明			橋本岳厚労副大臣の2度目のアナウンス
2/18	火	88人	681人			橋本岳厚労副大臣による「検疫の終了・下船の見通しおよび支援体制について」17日付文書が配布される。 岩田健太郎医師の告発youtubeがアップされ、話題となる
2/19	水	79人				隔離2週間経過　日本人443人下船開始
2/20	木	13人	延べ3063人	厚労省職員1人 内閣官房職員1人	2人(神奈川県の男性87才と東京都の女性84才)	日本人174人下船 重症者28人
2/21	金	57人				日本人約450人下船　日本人の下船終了 重症者36人（23日現在）

＊4月29日（水）現在　隔離開始後18週目　感染者723人　死亡者13人（矢口作成）

資料⑦　ダイヤモンドプリンセス号ウイルス検査

日	曜日	ウイルス陽性者数			死亡	備考
		乗客乗員		ほか		
		陽性者数	検査数			
2/5	水	10 人	31 人			隔離開始
2/6	木	10 人	71 人			
2/7	金	41 人	171 人			武漢からチャーター便第 4 便 198 人帰国
2/8	土	3 人	不明			バラストのため房総半島沖へ出航
2/9	日	6 人	不明			船内隔離者緊急ネットワーク生活環境改善要望書提出
2/10	月	65 人	103 人			ダイヤモンド・プリンセス号現地対策本部設置される
2/11	火	0 人	不明			
2/12	水	39 人	不明	検疫官 1 人		隔離 2 週目、重症患者 4 人と発表、バラスト 2 回目
2/13	木	44 人	不明			新型コロナウイルスによる感染症について感染症法と検疫法法令改正
2/14	金	0 人	不明			乗客 80 才以上で窓がないかあるいは開閉できない部屋の人、持病がある人 11 人下船を認める。同室者も認める。 埼玉県税務大学校へ搬送 緊急ネットワーク要請文に応じて橋本岳厚労副大臣の 1 度目のアナウンス
2/15	土	67 人	延べ 930 人			米政府、クルーズ船乗客アメリカ人のためチャーター便派遣決定 加藤厚労相は全員の PCR 検査実施に方針転換

に、乗客としては、どの組織が送った医療団なのかは問題ではなかった。自分に症状が出た場合、どういう態勢が取られていて、どのように救助を求めればよいのかが、大きな問題だった。

断片的に告げられる情報からは、ウイルス関係の専門医だけではなく、精神科医も乗船しているようだったが、医療関係者が「具合はいかがですか」と船室に聞きに来るわけでもなかったので、「ともかく感染せずに注意をして、医者の世話にはなるまい」「精神科医に相談してどうにかなるものでもあるまい」という気持ちが強かった。

医療体制の全体像がおぼろげながらも分かったのは、2月17日発行、18日配布の橋本岳厚労副大臣による「検疫の終了・下船の見通しおよび支援体制について」(90・91ページ資料④)によってだった。

それによると、DMAT(災害派遣医療チーム)、JMAT(日本医師会災害医療チーム)、AMAT(全日本病院医療支援班)、PMAT(災害派遣精神医療チーム)、日本環境感染学会をはじめとした感染症専門医らによる感染対策チーム、薬事支援チーム、日本赤十字社、自衛隊医務官らが船内のメディカルセンターの支援、発熱者や救急搬送等の対応、検体の採取、精神的な相談や薬剤に関する対応などにあたっている。また、国土交通省、防衛省、神奈川県、横浜市も厚生労働省および横浜検疫所とともに船内外で支援にあたっているとのことであった。

感染症の医療機関としては、厚労省のHPでDICT(災害時感染制御チーム)がマスク着用の指導をした旨が報告されている。

こうした医療スタッフと乗客が接したのは、ほんの数回である。DICTによるマスク着脱指導のビデオ、検疫のスタッフが日英の通訳を交えて実際に着脱しながら指導。検体採取の医師2名、体調聞き取りの医師1名看護師1名、「日本の医者ですが、PCR検査の結果は時間がかかりますので、もう少しお待ちください」と電話で伝えた医師。その際、再度「陰性の場合は連絡はないのですか」と聞いたけれど、「ありません。陽性の場合のみです」との答えだった。

多くの医療スタッフの献身的な対応に支えられていたことに感謝の念を禁じ得ないが、この医療体制を知ったのが下船前日の18日であったというのは、乗客にとっては残念なことであった。もっと早くに知らされていれば、不安もずいぶん解消していたのではないかと思う。

しかし、しんぶん赤旗の記事によれば、取材当日勤務していた医療スタッフの数は40人余りで、医療スタッフの「人数が足りなくて、十分な活動ができない」という言葉が紹介されていた。支援医療スタッフ、団体の数は多くても、個々の医療スタッフが実際に活動した日数は、限られていたのではないかと推察する。このことは、下船3日前の16日にした医師との立ち話の内容からも推察できた。

現在、新型コロナウイルスに対応している医療関係者は、挫けそうな気持と闘いながら医療現場で働いておられるだろう。ウイルスとの闘いが一段落して、心身ともに休息ができたら、ぜひダイヤモンド・プリンセス号での経験を報告していただきたい。

発熱や呼吸困難の症状を訴えても、優先順位の判断がつかずに「みんな同様の症状で苦しんでいるのです」の一言で先送りされ、重症化してしまった事例も緊急ネットワークから報告されているし、症状のない乗客が優先的に搬送された例も報告されている。たとえば、NHKドキュメンタリーでは無症状のアメリカ人が重症の日本人より先に病院に搬送された例や、CNA（シンガポールテレビ）では腎臓疾患のあるアメリカ人はPCR検査を数回受けたことが報道されている。

医療スタッフの職業的使命感による努力が無駄にならないためにも、医療支援連絡システムの早期構築、フロントには厚労省の職員を配置して乗客の病状や意図を把握する体制が必要だろう。バラスト作業の際、汚水が跳ね返るので、「その間はバルコニーに出ないこと、洗濯物などは取り込むことをアナウンスしてほしい」とフロントに電話したが、対応したのは権限を持たないスタッフだった。こちらの意図は伝わらずに終わってしまった。

■孫に会えないかもしれない　2020年2月23日（日）

19日、下船の前に横浜港の検疫所から、PCR検査の結果が陰性であることの証明書を受け取った。氏名と「negative（陰性）」の文字がはっきりと印字されている。夫と「これは水戸黄門の印籠みたいなものだね。『この証明書が目に入らぬのか』と見せればいいのよね」と話をしていた。しかし、「見せてくれ」などと言う人もおらず、「ダイヤモンド・プリンセス号から降りてきた人たち、清浄な地を汚さないでください」と言わんばかりの雰囲気だった。

水戸黄門の印籠も「再陽性」の事例が見つかっていて「一時、陰性でも油断ならない」といった雰囲気になった。

ちなみに、私たちが検査を受けたのは2月15日で、下船直近の結果だったけれど、検査結果はさておき「コロナ怖い！　近寄らないで」という反応が多かったように思う。DMAT（災害派遣医療チーム）が武漢からの帰国者の診療を行い、クルーズ船内で活動をした後には、通常業務に戻ることを拒否されたとか、子供が保育園に通院することを断られたという報道が聞こえてきた。医療従事者も厚労省の職員も通常業務に戻る前にPCR検査を受けていないことが問題だったけれど、このころにはたとえ陰性であったにしろ、すんなり受け入れてくれる雰囲気は薄かったように思う。

差別されて生きていかなくてはならない人は、一生このような気持ちなのだ、と今さらながら身に染みて感じられた。

娘たちや孫たちとはＬＩＮＥのビデオ画像で連絡を取り合っていた。もし、私たちが再陽性になってかわいい孫にウイルスをうつすのも嫌だ、と思ってあまり会おうという気持ちにもならなかった。日にちが経つにつれて、今度は若年層からの感染リスクを考えると、あと数カ月、ビデオ通話で十分と割り切るようになった。

夫も私も定年退職者だし、どうしても会わなければいけない人もおらず、マスクや手袋をして買い物に行ったり、散歩したりするので結構満足だった。

■私の謎の症状

２０２０年２月24日（月）

去年の11月第１週のことだった。女性専門のジムに通って筋トレを始めてから約６か月、大分体力がついたようだった。月曜日から水曜日まで娘の出張で孫を預かった。近所の室内遊戯パークに連れて行って、往復ひと駅分を歩いた後、元気な孫に合わせて、帰って来てからお絵かきやらに付き合った。木曜日は、書道教室のあと小さなスタジオでのバイオリンとピアノの演奏会を聴きに行った。金曜日は句会に出掛けた。自分の体力に自信を持つことができて嬉しかった。

金曜日の夕方、帰宅すると少し風邪気味のようだったので、飴をしゃぶった。翌朝、目が覚めると咳と痰が出始めた。熱を測ったが、37・2度くらいしかなかった。咳と痰がやけにひどくて、朝の9時ごろになると息が苦しくなってきた。息を吸おうとしても気管に弁があって、それが閉まるように空気を吸い込むことができなくなってきた。「こんな変なことがあるものか」と思いつつ、医者に行かなければいけない状態だと思い始めた。

今日は土曜日だ。ともかく息を楽にしたい。熱はない。気管支の具合が悪くてなかなか治らなかったとき、内科に行くよりも耳鼻咽喉科に行って吸入をした方が楽になったことがあったと思った。駅前の病院まで、とても歩いていく元気はなかった。自分で車を運転して行くには、身体がだるすぎた。それでタクシーを配車してもらった。

耳鼻咽喉科は混んでいなかったので、診察後、吸入をしてもらった。ずいぶん楽になった。息ができるようになった。医者は、抗生物質、咳止め、痰切りの薬を処方してくれた。帰りは薬屋に寄って、処方薬を受け取り、自分の回復を確かめたくて15分歩いて帰宅した。

恐ろしい経験だった。このまま、呼吸ができなくなってしまいそうだった。かつて経験したことのない風邪症状だった。ともかく、呼吸ができないという症状はおさまったが、具合が良くないので、耳鼻咽喉科には三度ほど通った。

一応、症状は2週間くらいで改善した。その年の1月にインフルエンザにかかって、ひどい目にあい、今年はワクチン接種を必ずしようと思っていた。熱もなかったので、ワクチン接種をしてもらった。

その後、特にどこが悪いというわけではなかったのだけれど、肺の違和感は続いていた。山下の三渓園にドライブに行って、塔のある丘を登ったら息切れがした。これぐらいで息切れするほど年を取ってしまったのかと悲しくなった。

ジムにも地下鉄や徒歩で通っていたのが、車で行って、そこそこ運動して帰るということになり、爽快感を感じることはできなくなった。

手術をした股関節の痛みは長く続き、今でも無理はできない。肺の違和感が消えたのは、クルージングでベトナムや台湾の観光を楽しんでからだった。

あれはなんだったのか？　という気持ちを抱えながら過ごしているうちに、新型コロナウイルスの特徴として、症状が悪化するのが早いという専門家の説明をテレビで聞いた。そう、私の場合、朝はなんでもなかった。普通に息ができた。でも、数時間経ったら、苦しくなった。生まれてからこのかた、こんな風邪にかかったことはないし、若いころ細菌性肺炎になって1カ月入院したけれど、だんだん熱が上がって数日間かけて悪化していった。入院時にはチアノーゼが出ているので、酸素吸入をしたけれど。

武漢でこの奇妙な肺炎が確認されたのは去年の12月末だ。時期がずれる。でも、横浜では10月にラグビーのワールドカップが開催され、日産スタジアムには全世界の人が観戦に訪れていた。日産スタジアムはわが家のすぐ近くだ。

だが、このような確証のない話をぺらぺら他人に話すのはやめておこう。

■感染症と人権

2020年2月25日（火）

こうも唯々諾々と人権を侵害されて、黙っていた自分自身に腹が立つ。確かに、船室に隔離されて、ばらばらにされていたのだから、団結して行動することはほぼ不可能な状況だった。狭い船内でパニック状態に陥ることもまた、恐ろしいことだった。

それでも、犯罪者でもない自国民を隔離するなら、それ相応の対応を政府は取るべきではなかったか。当たり前のように隔離し、乗客もそれを受け入れ、陸の人々にも「あの人たちはそれに価する」という意識を植え付けられた。下船後の周囲の冷淡さも、それが一因ではないのかと思う。

政府は、隔離政策を始める時に、「隔離にご協力いただきたい」と、なぜ言わなかったのか。下船の際には、「クルーズ船の乗客乗員の方々には、水際作戦にご協力を頂き、多大な犠牲を払っていただきました。政府のみならず国民を代表してお礼を申し上げます」と声明を出さなかったのか。基本的人権の享受は憲法第11条、12条で保障されている。

ハンセン病の隔離政策の誤りを小泉政権が認め、1996年にらい予防法が廃止された。安倍内閣も、家族の被った偏見差別の被害を認め、2019年に通称家族補償法「ハンセン病元患者家族に対する補償金の支給等に関する法律」が成立した。今回の事態を受けてどうして、国民の基本的権利を守るという、応用問題が解けないのだろうか。

私たちが下船後に受けた冷たい視線、使命感で参加した医師団の方々への冷遇、不幸にも感染した乗客に対する差別、自粛期間中の相互監視など、戦前戦中の話として歴史で学んだことをそのまま繰り返しているのではないか？

少し、脱線するが、今回の経験で、ハンセン病の悲惨な状況を思い起こした。松本清張の小説と監督野村芳太郎、脚本橋本忍、山田洋次の映画『砂の器』にハンセン病差別の過酷さが描かれているが、草津のハンセン病国立療養所「栗生楽泉園」を訪れたことがある。

草津の湯は強い酸性で、皮膚病や関節炎、梅毒などの治療で多くの人が訪れていた。今では、アトピー性皮膚炎に悩む若者たちが長期療養をすることもあるという。一部のハンセン病にも効果があったようで、各地から患者が集まり、次第に自治の集落が出来上がっていった。集落が大きくなると、博打やけんか騒ぎが起こるようになり、集落の生活は荒れていったという。

来日していた聖公会の伝道師コンウォール・リー女史は集落の惨状に胸を痛め、1916（大正5）年に、私財と内外から集めた献金によって、聖バルナバホーム、幼稚園・小学校、さらに聖バルナバ医院を次々に設立し、患者の人間回復と生活を支える救済事業を展開していった。ハンセン病者にキリスト教を伝えるとともに、一人ひとりの人格や人権を重んじる活動は、『草津「喜びの谷」の物語――コンウォール・リーとハンセン病』（中村茂著、教文館、2007）に詳細が記されている。

「癩予防ニ関スル件」（癩予防法、明治40年3月18日法律第11号）によって、「放浪らい」を療養入所させ、一般社会から隔離した。日本政府は1931（昭和6）年「癩予防法」を成立させハンセン病絶滅を掲げ、全国に国立療養所を配置し、すべての患者を強制隔離させる体制を作り上げた。強制隔離政策には、感染予防という側面と「放浪らい」一掃という意図があった。「放浪らい」者というのは家族に迷惑をかけてはいけないと、わが家を捨てて放浪した患者で、その存在は「国辱」と考えられていた。1951（昭和26）年、全国国立らい療養所患者協議会（全患協）を入所者たちが作り、法の改正を求めたにもかかわらず、1953（昭和28）年8月、「癩予防法」が「らい予防法」に改正される。らい予防法（昭和28年法律第214号）は、1996（平成8）年まで廃止されなかった。

こうした強制隔離に激しく抵抗し、隔離を推し進める国家権力と対峙し続けたのが、谺雄二《こだまゆうじ》（1932〜2014年）だった。1999年、患者として東京地裁に「らい予防法人権侵害謝罪・国家賠償請求訴訟」を提訴。2001年には、ハンセン病違憲国賠訴訟全国原告団協議会（全原協）発足させた。私が「栗生楽泉園」の帰りに乗ったタクシーの運転手は、「谺さんとは、よく一緒に飲みましたよ」と言っていた。谺さんは、患者のみならず草津の人々から人望があったようだ。

「栗生楽泉園」には、厚生労働省が管轄する重監房資料館がある。現在ではその実態から「重監房」と言われているが、当時は「特別病室」と言われた患者の監禁所で、「患者を重罰に処すための監房」として使用されていた。全国の療養所から、軽犯罪者、反抗的な患者、理由はともかく監督者が気に入らない患者がここに送られてきた。なかには「旦那さんも入っているのだから、あんたも入ったら」と何の根拠もなく、ここに送られた配偶者もいたという。

草津の冬は寒い。ろくな寝具も食事も与えられないまま、たくさんの収監者が重監房の中で息絶えた。遺体の処理をするのも入所している患者の役目だった。人権をはく奪し、監督者の意のままに選ばれて、裁判もなしに収監され、食事の世話や遺体の処理を患者がおこなった。こうした種々のことから「日本のアウシュヴィッツ」とも呼ばれる。

布教を使命とし、私財を投げうってハンセン病患者のために尽くしたリー女史の業績を否定する気持ちはないが、母国イギリスの聖公会に、日本でのハンセン病患者の悲惨な状況と、自分の手によって患者の生活が改善していると報告した時、「可哀そうな後進国の人々のために高い能力を持った西洋の婦人が身を尽くして救済している」という評判が先に立ったのではないだろうか。これは、当時の日本政府のプライドを傷つけた可能性がある。動機は善意であったにしろ、これは、キリスト教伝道が抱えているジレンマではないだろうか。

隔離政策を施行すれば、内部は公開しにくくなるのだから、不都合なことを隠ぺいしやすくなる。この資料館は厚生労働省の管轄だ。厚生行政としての教訓に学んで、ダイヤモンド・プリンセス号の隔離に関してなぜもっと慎重な態度を取ることができなかったのだろうか。

■新聞に投書が掲載されるまでの経緯

2020年2月26日（水）

船内に隔離されていた私たちと、陸上にいた人々の間にある感覚の違和感はなんなのだろうか。経験も気持ちも共有できていない感じがしてならない。私たちの体験は、2つの意味があるかもしれない。

1つ目は、目前で拡大し続ける新型コロナウイルスに対峙する際、隔離中の対策や乗客・乗員の体験は役にたつはずだ。2つ目は、乗客・乗員は、自分たちの命や人権が危険にさらされることを覚悟して隔離政策を受け入れ、水際作戦に協力して船内からのコロナ感染の楯になった。

しかし、陸上に戻っても私たちの経験を共有しようという気配は感じられなかったし、医療従事者やその家族に対して、職場復帰や保育園での預かりを断わる状況が生まれている。

まるでモーパッサンの短編小説『脂肪の塊』（1880年）を地で行く話ではないか。普仏戦争でプロイセン軍に占領された馬車に乗り合わせてルーアンを抜け出す10人のフランス人居住者の一群を描くこの短編小説は、「脂肪の塊」と呼ばれる娼婦を巡って起きる一日のドラマで、当時のフランス社会を見事に象形していた。

プロイセン軍の将兵は、エリザベトと寝るまでは一行を宿に留めておくと宣告し、9人の乗客は、「どうか私たちのために犠牲になってくれ」とエリザベトに懇願する。エリザベトは愛国心からプロイセンを憎んでいたが、将兵の要求を受け入れる。おかげで翌朝一行は、拘束から解放された。しかし、彼女のことをまるで汚物であるかのように扱い、礼儀正しい態度も取らなかった。一行のひとりが愛国の意を表すラ・マルセイエーズを歌うのを聞きながら、エリザベトは自分自身の失われた尊厳に涙を流さざるを得なかった。

隔離中の出来事が次々に浮かんで来て、感情が抑えきれなくなり、夜中に文章を書き、新聞の投書欄に送った。夜中に書いたものだからブレーキがきかなかった。

2日後だったか、投書欄担当の記者から電話がかかってきた。「ダイヤモンド・プリンセス号乗客のご意見として非常に貴重なものだと思いますので、掲載したいのですが」と記者は言った。

「あれは、夜中に書いたもので、表現が過激になっています。それに、投書が実名で掲載されるので、躊躇してしまいます。福島の原発事故の犠牲者が差別され、黙るよう強制されるなど信じられないことが起こっています」

「そうですか、では、表現をマイルドにしておっしゃりたいことは変えずに書き換えてみましょう。船内での生活はどのようだったのですか？」

乗客の気持ちを知ってもらいたい気持ちはやまやまだったので、記者に経験と状況を語った。確認したことは、「事実を正確に伝えること。表現は無用な反感を受けない範囲にとどめること」だった。記者と何度も文章を訂正して、出来上がったのが別紙にある投書だ。ここまで付き合ってくれた記者との作業は楽しかった。その後、投書がどんな反響を起こすかは私の関与することではない。記者も「新聞への批判やらは、こちらの問題ですから」と言ってくれた。出来上がった文章は打ち合わせた通りに、練り上げて説得力のあるものとなった。

声欄（『朝日新聞』2020年2月某日付）

19日、夫とともにダイヤモンド・プリンセス号を下船しました。長期隔離の中で私には、政府が乗客の人権、健康、命をどう守ろうとしているのか、見えませんでした。

そもそも自分たちが隔離されると知ったのも、政府からの連絡ではありません。情報源は基本的に船長のアナウンスかテレビだけでした。

ほぼ船室に缶詰の生活で、政府から書面で言葉を頂いたのは17日の厚生労働副大臣の手紙だけ。それも乗客たちが状況改善を要望した翌日です。ほかの連絡は簡単なアナウンスが数回。政府には心強いお声がけを期待しましたが、ありませんでした。

先の見えない日々。船室にウイルス検査に来た災害派遣医療チーム（DMAT）に聞いても、全体でどう検査が進んでいるのかすら不明。医療の連携にも不安を覚えました。

ウイルスから国民を守るために協力しなきゃ、とは思っていました。

乗客が差別を恐れて下船後も身を隠すように暮らす異常事態。DMAT参加者も元の職場で差別されています。「人権侵害になるが隔離にご協力を」と頭すら下げなかった政府の姿勢も、現状の一因だと思います。

■自己防衛、過剰防衛、差別

2020年2月27日（木）

この日誌を書くことには痛みが伴う。記憶と資料と新聞記事、友人からの情報を精査して下船してから書き続けている。どの日付の記述にも痛みが走る。しかし、自分のためにも直近のコロナウイルス対策のためにも、後世への一次資料としても書き終えることは必要だと思っている。

国中がダイヤモンド・プリンセス号となった今なら、心情を共有することができるだろう。狡猾なこのウイルスと対峙するためのヒントにも少しはなるかもしれない。歴史研究の際、当時の公家やら町民、武士、農民などの記録が大きな役割を果たしている。メインストリームの歴史的資料にならなくても傍流の資料として役に立てば本望だ。

カミュの『ペスト』にも「記録することの大切さ」が書かれている。1918年から世界中で猛威を振るったスペイン風邪に関する記録が、日本にはほとんどないと言われている。無駄な試みであっても書き続けよう、書き終わろうと自分を叱咤激励している。

日本赤十字社のユーチューブ啓発ビデオに「過剰防衛は差別につながるので、気を付けるように」という内容のものがある。自己防衛と過剰防衛は区別しなければいけない。では、自己防衛と過剰防衛の境目はいったいどこにあるのだろうか。それは、感染者、感染の可能性のある人たちに対する、いま流行りの言葉で言えばリスペクト、尊重の気持ちがあるかないかだろう。

たとえば、院内感染の出た病院の関係者の子どもが保育園から受け入れ拒否をされたという話が伝わってくる。保育園もほかの子どもを守らなければならない。それで、恐怖のあまりなんの説明もなくシャットアウトしてしまったり、子どもをひとりだけ分離して保育したりという事態が起こっている。

ＰＣＲ検査が十分にされていない現状で、子どもの家族が無症状感染者かもしれないという憶測はつきまとうだろう。そもそも、医療従事者には月に1回でも定期的にＰＣＲ検査をおこなうべきだ。それがない場合、保育園は保護者である医療従事者を尊重して、専門家としてのアドバイスを受けるべきだった。

その話し合いのなかで、保育園が抱えている問題、保護者の要望をすり合わせることができただろうに。パシャッと閉め出されることこそ、心が萎える。

医療従事者を励ます歌を歌うのはよいことだ。しかし、自分のまわりで感染症の医療現場で働いている人に出会った場合、同じ気持ちでいられるかどうかが問題だと思う。

それに加えて、医療関係者が求めているものは、医療防具（マスク、フェイスシールド、手袋、ガウンなど）、ＰＣＲの定期的な検査を受け自分自身の健康を守ること、忙しければ当然いろいろと支出が増えるし、危険と隣り合わせなのだから危険手当の充実、コロナ対応でひっ迫している病院経営の救済などであるはずだ。そうしたことを踏まえ、医療従事者とともに政府に要求したうえで大きな声で激励の歌を歌おう。

私もちょっとした行き違いで、ある習い事をやめてしまった。感染者、感染を疑われている人たちは精神的に敏感になっている。そうした人たちに接する場合、自己防衛は忘れてはならないだろう。無防備で対応するのは危険だ。しかし、「できること」と「できないこと」を率直に迅速に誠実に話し合って、よい関係を築くことが必要だと思う。

ひとつ例をあげてみよう。

かかりつけの病院の歯科医は同年代の女性で、旅行が趣味だった。予約の日程を相談しながら、クルーズ船旅行のことは話しておいた。経過観察期間が終わったころに予約を入れた。先生はお手紙をくださり、また電話口にも出て「応急手当はしますが、本格的な治療はもう少し待ってください」と言った。私は先生の状況も分かるので、素直に受け入れることができた。

同じ断られるにしろ気持ちが荒まずにすんだのは、患者である私を尊重する気持ちがあふれていたからだろう。面倒くさがらずに丁寧に対応することは大事だと思う。そして、こうした関係こそ、生活を豊かにするのだろう。

■そもそもダイヤモンド・プリンセス号　2020年2月28日（金）

改めて、ダイヤモンド・プリンセス号のことを調べてみた。

●ごみの不法投棄、過去にも船内集団感染

2004年、ダイヤモンド・プリンセス号は三菱重工業長崎佐世保造船所で、姉妹船のサファイア・プリンセス号とともに造船された。命名者は当時の造船所所長夫人である。完成間近、当初ダイヤモンド・プリンセス号と名付けられていた船が火災事故を起こしたため、同時に建造されていたサファイア・プリンセス号と号名が交換され、完成にこぎつけた。就航、2004年。船籍、英国。乗客定員2706人。総トン数、1158万トン。全長、290m。全幅、37・5m。就海速力、22ノット（毎時41㎞）。

こうしたエピソードや概要は、ツアーのイベントでクイズとして出題されたので、乗客はよ

く耳にしていた。

掲載した図（資料⑧）のように、医務室はガラ・デッキ4にあり、現地対策本部に使われたサボイ・ダイニングはプラザ・デッキ5にあった。13はない。15階建てで、その上にスポーツ・デッキ16、スカイ・デッキ17、18がある。寄港地ツアー、その他の対応は5、6にデスクがある。ここで、隔離期間中の電話対応はおこなわれていたものと考えられる。5、6、7階の船の中心部は吹き抜けになっており、アトリウムと呼ばれ、楽器や歌の演奏、調理の披露、ダンス、最後の船長とのカクテルパーティーなどがおこなわれた。

プリンセスクルーズ社に所属する船舶にはすべてプリンセスという名前がついている。日本の旅行代理店によれば、プリンセスクルーズ社がクルージングの大衆化に大いに貢献したとのことである。プリンセスクルーズ社は、世界最大のクルーズ船運営会社カーニバルコーポレーションの傘下にある。カーニバル社は、経営不振に陥った船会社を次々と買収し、クイーン・エリザベス2世号、クイーン・メアリ2世号を運営しているキュナード社もその傘下に収めている。2018年度の総収入は日本円で約2兆円、もちろん旅行代理店も運営している。

プリンセスクルーズ社は、ごみの不法投棄事件を起こしている。『FORBES』誌（2019年6月15日付）によると、残飯やプラスチックをバハマ海に長年にわたって不法投棄していたことを認め、2000万ドルの罰金を支払うように裁判所から求められ、合意した。しかし、この金額は売り上げの０・１％にしかあたらない。

また、２０１７年にはカリビアン・プリンセス号が石油を不法投棄し、隠ぺい工作も指摘されている。この罰金は４０００万ドルだった。今回の裁判所の決定によって、カ社は新たな査察を受け入れることになり、コンプライアンスの遵守や船内でのプラスチックの削減が求められている。これに違反した場合、一日あたり１００万ドルから１０００万ドルの罰金を支払うことになっている。裁判官は、態度を改めない場合はアメリカのすべての港からカ社のクルーズ船を閉め出すと宣告した。

私たちが乗船したときの船内案内ビデオでは、「環境保護、持続可能な社会を目指しています」と広報しており、環境に配慮しているとの理由でお土産を買う際には小分け袋は断られた。しかし、過去の出来事を知ってしまうと白々しい思いがよぎった。実際の食材の使い方、スタッフの配置も「環境保護、持続可能な社会」を目指しているようには思えなかった。

プリンセスクルーズ社の感染症の集団感染は今回が初めてではない。２０１８年、ダイヤモンド・プリンセス号はノロウイルスの船内感染を起こし、プリンセスクルーズ社では２０１２年、２０１４年にも2度集団感染を起こしている。そのため、手洗いには神経質になっていて、食事前の手洗いには乗員が見張って注意を喚起していた（参照：カーニバル・コーポレーションＨＰ　郵船トラベル発行　プリンセスクルーズ２０２０年日本発着クルーズ）。

スイート
- グランド・スイート
- オーナーズ・スイート
- ペントハウス・スイート(船尾)
- ペントハウス・スイート(中央)
- プレミアム・スイート
- ヴィスタ・スイート
- ファミリー・スイート(2ベッドルーム)

ジュニア・スイート
- プレミアム・ジュニア・スイート
- ジュニア・スイート(中央)
- ジュニア・スイート(前方/後方)

海側
- 海側
- 海側(視界が遮られます)

海側バルコニー
- 海側バルコニー(中央)
- 海側バルコニー(前方/後方)

内側
- 内側

♿印:車いす対応客室(シャワーのみ)となります。
LIDO(リド)デッキ:L246, L250/
ALOHA(アロハ)デッキ:A246, A250, A300, A301, A302, A303, A706/
BAJA(バハ)デッキ:B300, B301, B302, B303/
CARIBE(カリブ)デッキ:C300, C301, C302, C303, C706/
EMERALD(エメラルド)デッキ:E300, E301, E302, E303, E310, E706, E707, E714, E717

● 印:3人・4人使用可能な客室です。
▲ 印:3人使用可能な客室です。
☆ 印:コネクティングルームとなります。
◆ 印:ファミリー・スイート(2ベッドルーム):2つの続き部屋となっています。
▣ 印:D736, D737はツインベッドをダブルベッドに変更できません。
† 印:航海中はバルコニーへのアクセスが制限されます。
■ 印:折りたたみ式補助ベッド使用可能な客室です。
※グランド・スイートは、ダブルベッドのみとなります。
※記載のデッキプランは、日本発着クルーズのみの適用となります。
※デッキプランは変更される場合があります。最新のデッキプラン及び詳細はwww.princesscruises.jpにてご確認ください。

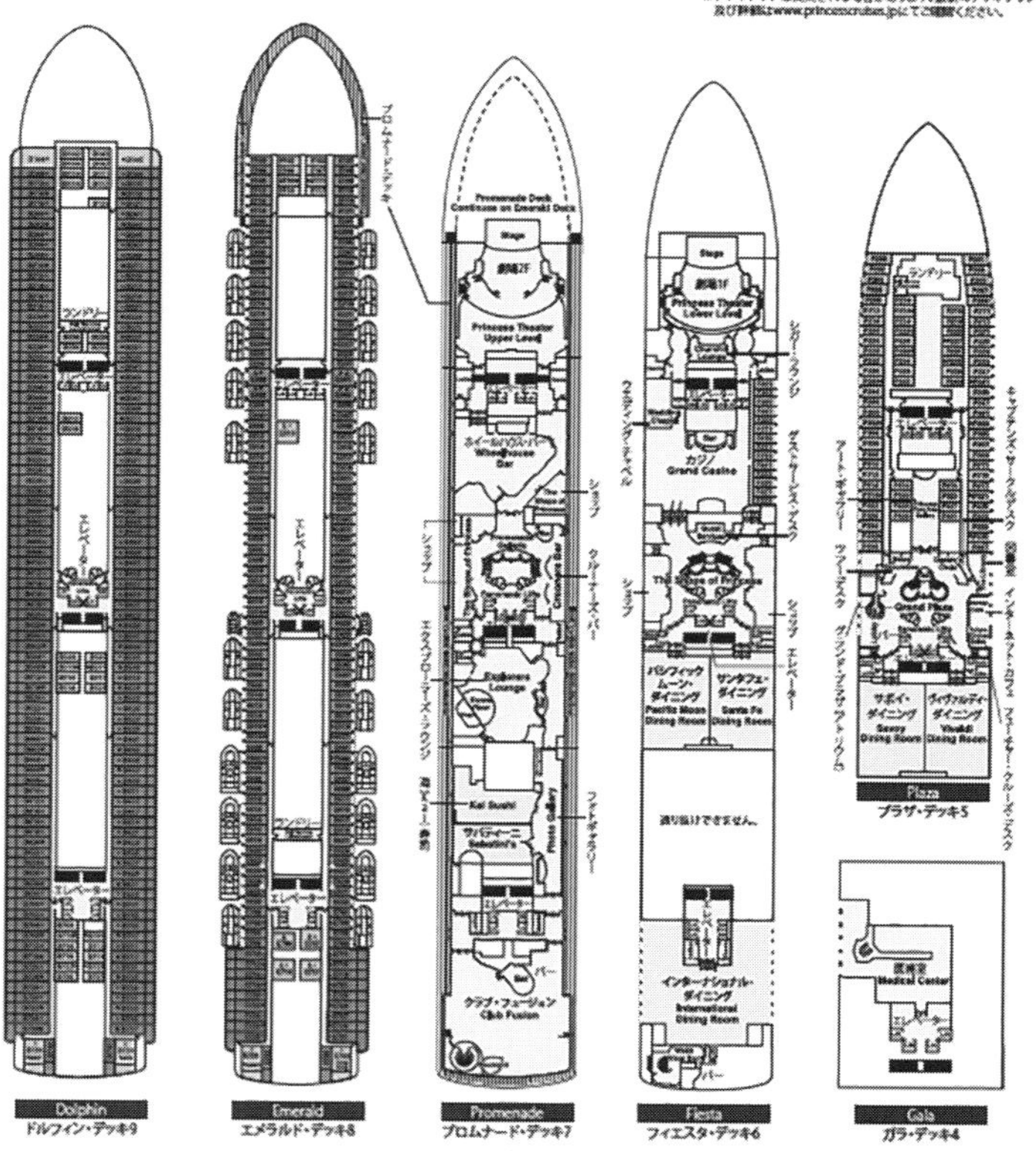

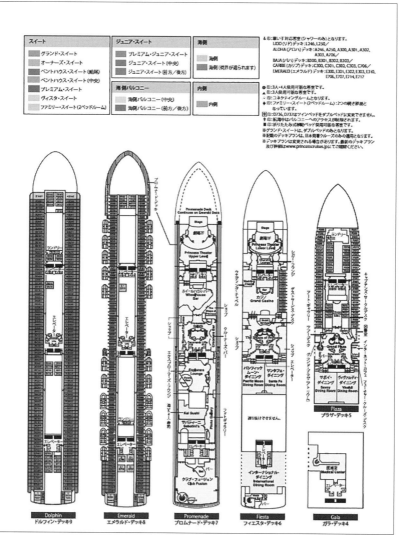

資料⑧　ダイヤモンド・プリンセス号船内見取り図

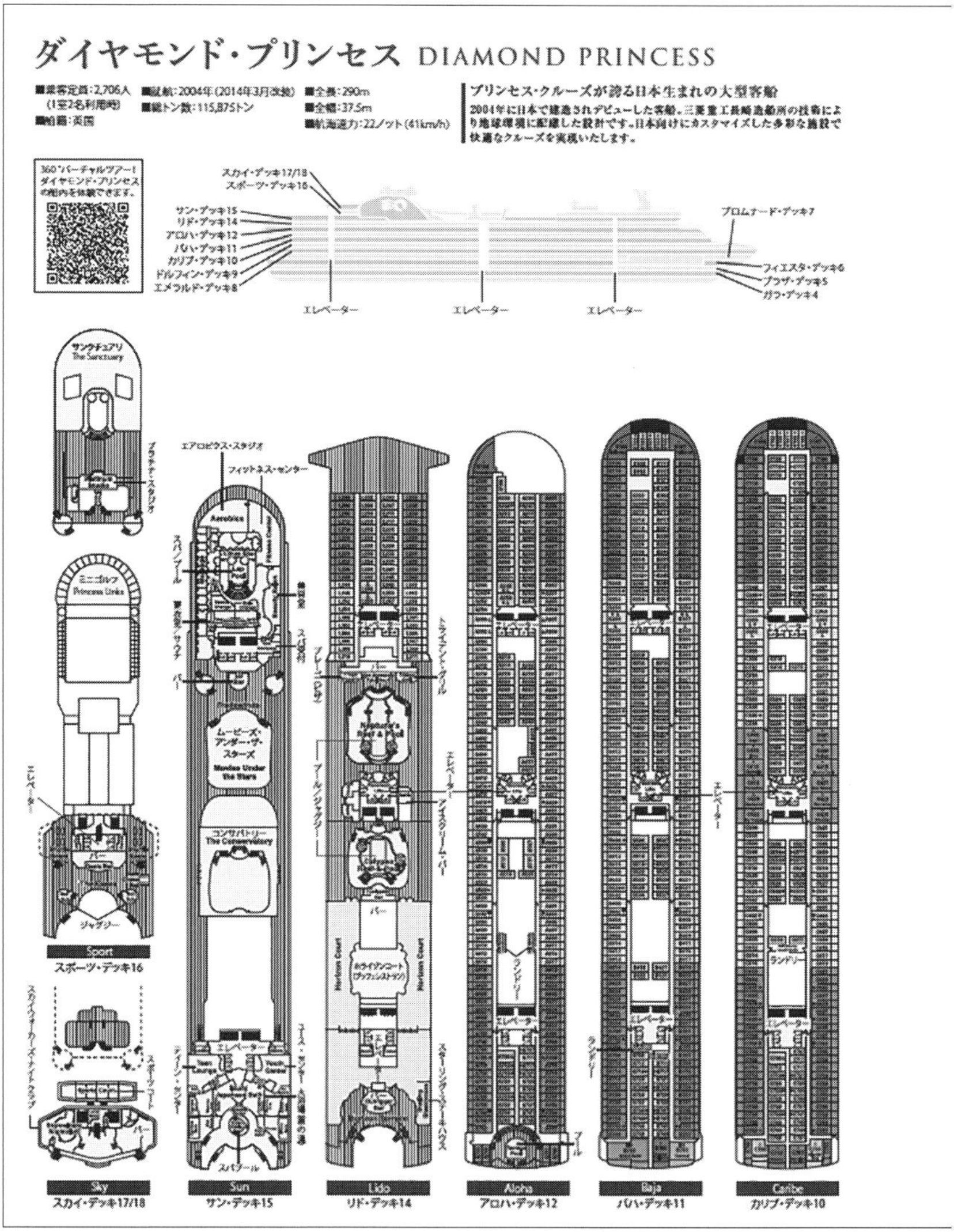

郵船トラベルクルーズセンター発行パンフレット　2019年12月1日～2021年3月1日

■そもそもダイヤモンド・プリンセス号のつづき

2020年2月29日（土）

●海上のIR（統合型リゾート）

ダイヤモンド・プリンセス号の価格が低く抑えられている理由はいくつかある。

まず第一には、大量の乗客を乗せて航海することに起因する。私たちのクルーズでも乗客2666人（うち日本人は1281人）、乗務員1045人。大型クルーズ企画では、空室を埋めさえすれば代金をダンピングしても、一度の航海で莫大な利益が得られる。

それに加えて、カジノ、絵画のオークション、宝石店、ブランドショップによる売り上げがある。カジノが毎朝のモーニングショーで宣伝され、罪悪感なくカジノに参加できる雰囲気を作り出している。日本領海に入ると、カジノは閉鎖される。乗り合わせた人の話によると、2万円稼いだ人が最高だったとのことだ。カジノに免疫のない日本人の中には、はまってしまう人もいるようだった。

IRは、私の地元横浜でも問題になっている。山下ふ頭に建設するという。そのような目立つところにカジノ＝博打場を作るなど考えられない。カジノで儲けたお金で遊園地などの施設を運営するのがＩＲの収益構造だ。カジノは負けた人のお金で利益を上げるビジネスモデルで、生産性がないこと甚だしい。

自粛要請期間中、パチンコ店がターゲットとなり、店名を公表し、テレビがそれを煽る報道をおこなっていた。いくら自粛要請期間中だからといって、開店中のパチンコ店の前には他県からの客が営業開始前から列をなしていた。「そんなにこらえ性がないのか」と非難の対象にする問題なのだろうか？　ギャンブル依存症の人たちの執着を見せつけられて、ことの深刻さを思い知った人も多いのではないだろうか。

休業していないパチンコ店の公表にとりわけ熱心だったのが、大阪府である。しかし、大阪はＩＲ誘致を積極的に進めているので、こうした整合性のない取り組みに違和感を抱いた人も少なくないだろう。

５階の奥にアートギャラリーがあったが、売却用の絵画コーナーなので、美術館とは雰囲気が違う。絵画オークションが閉店中のレストランでおこなわれていた。絵画や画家の説明をしているのが聞こえたので入ってみたかったが、遠慮した。

免税店で売っている宝石の宣伝も熱心だった。アトリウムのギャラリーでバーゲンセールをしていて、それをモーニングショーで宣伝していた。免税のうえに値引きされるので、乗客の購買意欲をそそった。なんとはなしに漂うダイヤモンド・プリンセス号の軽さは、こんなところから来ていたのかもしれない。

●乗員の待遇

乗員を見ていると、国際的には南北問題、国内的には非正規労働と格差の問題が浮かび上がってくる。乗務員の低賃金、非正規雇用、長時間労働が、クルーズ代金の低価格を支えている大きな要因だということが容易に想像できる。

クルーズ船での仕事を紹介するサイト（CruiseShipJobs.com）では、「1日11時間労働、無休。国籍によって同労働でも賃金が異なる」と書かれていた（なお、ユーチューブにアップされたCNA〔シンガポールテレビ〕によるビデオ Insider Outbreak Onboard Diamond Princess によれば、1日の労働時間は13時間とあった）。乗員はフレキシブルな働き方が求められ、イベント要員も普段は乗客の対応に回される。

劇場の出演者もプロではないので、レベルが高いとは言えない。たとえば、新作ミュージカル Crane という演目が上演されたが、「鶴の恩返し」を下敷きにしたストーリーで「セサミストリート」の人形制作者にヤマタノオロチや鶴の大型からくり人形の制作を依頼したというもので、ダンスと歌で民話世界を再現するものだった。日本人乗客をターゲットにした鳴り物入りの上演だったけれど、木下順二、山本安英の「夕鶴」を知っていると、強欲が愛を裏切るという過程の悲しさの描き方が表面的で、なんとも情けない作品だった。

海に浮かぶカジノ、途上国の人々の低賃金雇用、日本の若者の不安定雇用、不法投棄、度重なる感染症の船内発生など、華やかなクルーズ船の内部は隠ぺいされた問題が山積みだと感じた。

■フラッシュバック　2020年3月1日（日）

今日は私の誕生日だった。それも70才という節目の誕生日だ。昼近くになっても娘たちからはお祝いのメールが届かない。自ら、「今日はばぁばの誕生日だよ」とメールを打って初めて「おめでとう！」の返信があった。

そこに、旅行中撮影した写真がプリントアウトされて届いた。バルコニーから望遠レンズで撮影した大黒ふ頭の写真も混ざっていた。福島第一原発の事故で写真やニュースでしか見たことのない防護服の人々が忙しそうに働いている様子、ずらりと並んだ救急車、陽性患者を乗せて医療施設へと向かう救急車、私たちに好奇の目を向けて撮影していた報道陣を撮影したもの、一面では懐かしかった。しかし、目をそむけたくなる気持ちを抑えて一枚一枚を見ているうちに気持ちが悪くなってきた。

保健所から電話がかかってきたので、「写真のプリントアウトが届いて、見ているうちに気持ちが悪くなった」と言ったら、「それはＰＴＳＤ（心的外傷後ストレス障害）の一種でフラッシュバックを起こしていると思います。しばらく写真は見ない方がいいですよ。夜は眠れますか？」と聞かれた。

「それも辛いです」と、私は答えた。

「早めに精神科のお医者さんに助けを求めたほうがいいでしょう」と言われた。

週明けに近所の精神科二か所に電話をした。「ダイヤモンド・プリンセス号を下船したものですが、辛くてたまりません」と訴えた。一か所は「現在、新患は受け付けていません」と応えた。もう一か所は「いま、院長に聞いてきましたら、そういう事例は、内科のある大学病院に行ってください」との返事だった。

なぜ、ダイヤモンド・プリンセス号の名前を出したのかというと、ともかく直ぐに安定剤なり、入眠剤を処方して欲しかったのだ。精神科の予約に２週間も１カ月もかかってはたまらないと思ったからだ。

「それは、大変な目にあいましたね。ＰＴＳＤが深刻な状態にならないうちに対応した方がいいですよ」などという返事を期待した私が愚かだった。

開業医の平均年齢は60才以上。新型コロナウイルスに感染したら、医者の命も危うい。それに、病院の評判も地に落ちるだろう。かれらの杞憂も分からないではない。しかし、ダイヤモンド・プリンセス号下船者が医者にかかれるのは、発熱や呼吸困難になって新型コロナウイルスが疑われる時だけだと肝に銘じなければならなかった。

福島の時は、ＰＴＳＤがずいぶん話題になった。ということは、症例も診療も数が多かったのだろうか。

■安倍首相の会食三昧はほんとうか？

2020年3月2日（月）

もう3月だ。イタリアや韓国でウイルスの爆発的感染が起きている。いずれ日本にも同じことが起こるだろう。ウイルスが日本を特別扱いするはずはないのだから。

ダイヤモンド・プリンセス号で起きたことが今後に生かされるのであれば、私たち乗客乗員の経験も無駄ではないだろう、と思うのが、せめてもの慰めだ。政府は来るべきコロナウイルス対策への準備を怠らなかっただろうか？　２月いっぱい、まるまる１カ月を無駄に過ごしたなんてことはないだろうか？　医療従事者を守るための防護服、フェイスシールド、マスク、手袋、ガウンの準備、ＰＣＲ検査拡充、医療施設への導線、施設内での導線など課題はたくさんあったはずだ。

ダイヤモンド・プリンセス号での隔離生活以前と以降では、私の人生の大きな部分が途切れてしまったように思われる。ウイルスの感染力の強さ、日常生活が成立する条件の脆さ、人間の健康がいかに不安定なものであるかということを痛感した。

「あなたたちは黙って部屋にいるだけでいいのです」と医師の回診もなく、食事だけが与えられた隔離生活での扱い。多くの人たちが船内で発症して救急車で医療施設へ搬送されていくことの不安。明日のわが身も知れない恐怖。下船してからも身を潜めて、差別や偏見から逃れて身の安全を図らなくてはならない日々。

こうした体験が、それでも少しは役に立てばいいのだけれど。

「安倍総理はダイヤモンド・プリンセス号の隔離がおこなわれている間、会食三昧だった」という人たちがいる。「会食三昧」ってどのくらいの頻度なのだろうか？　感染症対策にどれくらい時間をつかったのか？　俄然興味が湧いてきた。

首相の日課を調べるうちに、これは現政府の特徴を知るよい材料だということが分かってきた。隔離生活期間、日本人の下船がすべて終了する2月21日までの朝日新聞朝刊「首相動静」欄をまとめた。それを一覧表にしたのが巻末資料④である。

簡単に整理すると、以下のようになる。

●**新型コロナウイルス対策に関して**

2月5日　新型コロナウイルス感染症対策本部18時14分〜　その後18時38分には公邸に戻っている

2月6日　公明党新型コロナウイルス感染症対策本部長からの提言書を受け取る11時46分
　新型コロナウイルス感染症対策本部19時02分〜　その後19時27分〜民放解説研究会新年会

2月7日　自民党新型コロナウイルス感染症対策本部らの提言を受け取る10時33〜52分

2月12日　新型コロナウイルス感染症対策本部8時26分〜　その後、国会衆議院本会議

2月13日　新型コロナウイルス感染症対策本部18時19分〜

2月14日　新型コロナウイルス感染症対策本部17時26分〜

2月16日　新型コロナウイルス感染症対策本部16時03分〜　新型コロナウイルス感染症専

2月18日　門家会議初会合17時01～38分
新型コロナウイルス感染症対策本部18時07分～　その後、報道各社のインタビュー18時26分～　公明党関係者との会食18時39分～　21時02分自宅に戻る
＊その他、閣議およびコロナウイルス対策以外の会議2回
＊新型コロナウイルス対策に関して5回会議が開かれているが、時間が短い。
＊提言を自民党、公明党の担当者から受け取っているが、話し合う時間はなかったか、あるいは少なかったようだ。

●面談
加藤厚労相　2月5、6、8、9、11、12、13、14、15、16、17、18、21日　計13回
菅官房長官　2月8、11、12、14、15、16、17、18、21日　計9回
西村、杉田、岡田格官房副長官　2月5、6、7、8、9、10、11、12、13、14、15、16、17、18、19、20、21日　計17回
今井尚哉首相補佐官　安倍首相と最も親密と言われる　2月5、6、7、9、10、11、12、13、14、15、16、17、18、19、20、21日　計16回
＊加藤厚労相との面談が多いのは、この時期当たり前だろう。

＊西村、杉田、岡田副官房長官との面談が多い。
＊今井尚哉首相補佐官、秋葉外務省事務次官の名前が面談および会食に散見される。

●会食

2月6日　19時27分～46分　民放解説研究会新年会
2月7日　18時4分3～20時56分　稲田朋美、ＪＸＴＧホールディングス関係者と会食
2月12日　17時16分～自民党と各種団体との懇談会　18時36分～20時40分　弁護士小長啓一、政治評論家杉浦正章と食事
2月13日　19時03分～精神科医の後援会「晋精会」あいさつ　19時40分～細田派、麻生派3回生らと会食、細田、麻生同席
2月14日　18時39分～日経新聞会長、社長、今井、長谷川両首相補佐官と会食
2月18日　18時39分～赤羽国土交通相、太田昭宏前代表、斎藤鉄夫幹事長らと会食
2月20日　19時01分～評論家の金美齢、衆参自民党議員の城内実、池田義隆、小野田紀美らと会食
2月21日　17時04分～自民党と各種団体の後援会であいさつ　18時57分～山口自民党組織運動本部長、稲田朋美、三ツ林弘巳、神山佐市両衆院議員、西村官房副長官ら

と会食
＊2月5～21日の17日間で会食・あいさつの回数は11回、日数は8日。
＊稲田朋美は2度も同席している。

■スポーツクラブにクラスターを作った男性　2020年3月3日（火）

ダイヤモンド・プリンセス号下船者が全国のひんしゅくを買う出来事が起こった。

A新聞によると「B市は1日、新型コロナウイルスの感染が2月28日に確認された同市の60代の男性が、『ダイヤモンド・プリンセス号』を下船したのち、同市C区の『スポーツクラブD』を2回利用していたことが新たに判明したと発表した。市によると、男性の感染が判明した際の市の調査に、男性の家族が申告していなかったという。男性がクラブを利用したのは下船した2月20日の午後5時44分～6時19分と、22日午前11時10分～50分。利用したのは男性用の浴室と更衣室で、施設内にあるジムやプールには入らなかったという」

その記事には、男性が滞在していた間に１４０人の来館者がいた、特定を急いで、浴室や更衣室などで濃厚接触の可能性のある人は14日間の健康観察をおこなう方針であること、男性の発症の状況、家族がスポーツクラブの利用を申告しなかったこと、クラブの職員が気づいて保健所に連絡したこと、などが微に入り細に入り書かれていた。

経過観察期間中にスポーツクラブに行ったのは、軽率だっただろう。だが、「経過観察期間」がどのようなものなのか、当時はまだ皆目見当がつかなかった。横浜港検疫所長から渡された文書には「上陸後は日常の生活に戻ることができます」と書いてあった（資料⑨）。

この男性は下船後、その日にジムに行っている。船内の隔離生活で部屋に閉じ込められて、運動不足となり体力が落ちてしまったと下船した誰もが思ったことだろう。この人は、たまたまスポーツクラブの会員だった。まだ、症状も出ていないし、陰性の証明書ももらっている。「少し汗でも流そうか」と思ったことだろう。

なにせ、「日常の生活に戻ることができます」という横浜検疫所長のお墨付きがあり、それ以外の説明も指示もなかった。下船者がみんな横浜駅から、公共交通機関を使うかタクシーを使うかして帰宅した後で、「公共交通機関を使わないように」という連絡があるという始末だった。

隔離体験者はいつまで、不明確な方針に振り回されなければいけないのだろう。この男性の家族は、地域社会のなかで居場所があるのだろうか。隔離生活を強いられた人に対する、あま

資料⑨　検疫法第５条第１号に基づく上陸許可について

検疫法第5条第1号に基づく上陸許可について

Approval of Disembarkation

according to Article 5 (1) of the Quarantine Act of Japan

令和2年2月 19 日 / February 19th, 2020

（※整理番号 / ID）	
氏名 / Name	
生年月日 / Date of Birth	
乗客名簿上の部屋番号 / Room number on the manifest	
ウイルス検査結果判明日 / Date of virus test result reported	2020/2/15
検査結果 / Test result	*陰性 / negative*

上記の者は、2月3日に横浜港に寄港したクルーズ船「ダイヤモンド・プリンセス号」において、新型コロナウイルスの感染者が確認された令和2年2月5日午前7時より自室で 14 日間の健康観察期間を経過し、ウイルス検査で陰性が確認されました。

また、下船時にも発熱等の症状がなかったことから、新型コロナウイルスに感染しているおそれがないことが明らかである旨の検疫所長の確認を受け、検疫法第5条第1号に基づき本邦に上陸を許可された者であることを証明します。

なお、上陸後は、日常の生活に戻ることができます。

This is to confirm that the person above has been kept under observation in his/her own cabin for 14 days from 7:00 am on February 5th, 2020 when the first case of infection of novel coronavirus (nCoV) was observed on the cruise ship Diamond Princess which had arrived at Yokohama Port on February 3rd, and has tested negative for the virus during the observation period.

Yokohama Quarantine Office hereby certifies that the person above has been permitted to disembark and enter Japan according to Article 5 (1) of the Quarantine Act of Japan as the Director of the Station has confirmed that the person above poses no risk of infection of nCoV, as the said person has also presented no symptoms including fever at the time of disembarkation.

横浜検疫所長　北澤　潤

Kitazawa Jun

Director, Yokohama Quarantine Station

Jun Kitazawa

りに配慮のない対応に怒りを覚える。怒りを覚えるのは、ダイヤモンド・プリンセス号に隔離された者だけなのだろうか？　ほかの人たちは「非常識な人」と後ろ指を指してあとは知らんふりなのだろうか。

■フラッシュバックへのアドバイス

2020年3月4日（水）

今日で経過観察期間が終わる。毎日、電話がかかって来て、体温と体調を報告するだけのことだけど、それでも経過観察が終了と言われると嬉しくなった。

下船後、2、3日は厚労省から電話がかかってきたが、その後は地域の保健所のAさんが担当になり体温、体調に加えて、日々不安に思っていることも聞いてくれた。

「クルーズ船の乗客がどんな気持ちでいたのか理解して頂きたいのですが、私の投書が新聞に載りましたので読んでください」と伝えると、数日たってから「保健所長や同僚にも読んでもらいました。たいへんでしたね」と返事があった。

「持病の薬がなくなったので、かかりつけ医に行きましたが、ごちゃごちゃ説明するのが煩わしいので、受付で処方箋だけもらいました」ということも報告した。

送られて来た大黒ふ頭での写真を見て、気分が悪くなったことを話すと、「フラッシュバックだから、辛いようだったらお医者さんに診てもらったほうがいいですよ」とアドバイスがあった。

「かかりつけの内科医でも事情を話したら、精神安定剤を処方してくれるのではないですか?」と言うと、「前回、ダイヤモンド・プリンセス号の乗客だった、ということを言わずに処方箋をもらいに行ったのですよね。お医者さんとすれば、なぜ前回それを言わなかったのかと思うかもしれません。心の不調は専門の先生に診ていただいたらどうでしょう」と重ねて勧められた。精神科受診依頼を電話でした顚末は前に書いた通りだった。

「精神科のお医者さんには連絡しましたか? ご紹介してもいいですよ」と言われたので、「どうにか自分で工夫します。持病の薬の配給は、船内で隔離された期間の14日分だけでした。ほかの方々もお医者さんに薬をもらいに行っていると思いますよ。厚労省と連絡をとることがあったら、このことを伝えてください」とお願いした。「下船から14日分ではなかったのですか?」と、Aさんは驚いたようだった。経過観察期間に本人が薬をもらいに医者に行かなくてはならないとは、想像できなかったのだろう。

最終日ということで「いろいろお世話になりました」と夫と私が交互に電話に出て、お礼を言った。経過観察期間が終わって、ここまで無事に生き抜くことができたという喜びでいっぱいだった。

保健所のAさんは、連日励ましてくれて、音信が途切れることに一抹の寂しさを感じた。日本全体がクルーズ船化し始めている。現在、保健所は忙しくなっている。この後、どうなるのだろうかと不安も感じる。

第3章

経過観察期間後

■下船後3週目　隔離開始後5週目　隔離政策は成功したのか

2020年3月11日（水）

●データが信用できない

新型コロナウイルスは未知のウイルスなのだから、全体像も対処法も治療法も手探りの状態なのだろう。専門家の意見も百家争鳴といった状況で、国民は振り回されている。ダイヤモンド・プリンセス号の隔離政策の評価も千差万別だが、胸を張って「成功しました」と評価している専門家もあまり見かけない。

政府は、ＰＣＲ検査で下船時陰性で症状のない人の下船を許可する根拠として、国立感染症研究所のグラフを参考にしている（89ページ　図①参照）。このグラフは、加藤勝信厚労相が同席して、脇田隆字専門家委員会座長が説明したものであるが、政府はこの感染研のグラフをもとに隔離政策は成功し、乗客の下船判断は正しかったと判断している。

しかし、乗客の身としては、日々増え続ける感染者の数とふ頭に並ぶ救急車を見ていると、とても隔離が成功しているとは思えなかった。ＷＨＯによれば、新型コロナウイルスの潜伏期間は最大14日、まれに21日のこともあるが、平均して5日との見解だ。

2月5日から21日、日本人乗客すべてが下船するまでの間の感染が判明した人数を独自にグラフにしたのが、89ページの図②だ。この図は、船内隔離期間中の2月18日「岩田健太郎医師の中途半端な内部告発」で引用した。

17日には99人、18日には88人、19日には79人という数が上がっている。感染者数が増えたころから、船長は「感染した2週間後に陽性反応が出ているという政府の説明です」と発表していたが、7日の41人はともかく、11日以降の陽性反応者のすべてが潜伏期間最大の14日前後というわけはないだろう。多くが隔離政策の開始後に感染した可能性が高い。

武漢で新型コロナウイルス封じ込めに成功した根拠として、中国政府は一時、感染者数ではなく、発症者数を上げていた。日本の識者のなかには、「これは中国政府によるデータの操作だ。感染者数こそが大事なのだ」と意見を表明していた人たちがいた。もしそうならば、日本では同じことをしても、許されるのだろうか。もし、隔離生活が始まってから感染し、重篤化して亡くなった方がいたとすれば、なんと痛ましいことであろう。

これをはじめとして、説明不足・根拠不明のデータをもとにコロナウイルス関連の政策決定がなされることが多々あった。

なお、厚労省の3月2日の発表によれば、陰性無症状で下船した乗客が下船後に発症した事例は、栃木県1名、徳島県1名、千葉県2名、静岡県1名、宮城県1名の計6名だった。恐れていた下船者が爆発的市中感染を引き起こす原因になることは、かろうじて回避されたことになるのだろうか。

この後、脇田隆字専門家会議座長の姿を公の場所で見かけることは、ほとんどなくなった。そして、広報担当は尾身茂副座長が務めることとなったようだった。その後、諮問委員会なるものが発足し、その委員長には尾身茂氏が就任しているが、対策委員会、専門家会議、諮問委員会、それぞれの役割分担が理解できなかった。

■下船後5週目　隔離開始後7週目

2020年3月25日（水）

●医療団体などの評価

ダイヤモンド・プリンセス号での医療に参加した医療団体のうち、いくつかが活動の評価を報道機関などを通して報告し始めている。

去る3月4日、災害派遣精神医療チーム（DPAT）の事務局を担う日本精神科病院協会副会長の野木渡DPAT事務局長は記者会見で、「乗客らの不安は強く『死にたい』と漏らすなど緊急の対応が必要だった」「感染症での派遣は想定外で、これまでで一番大変だった」と船内の対策を振り返った。

災害派遣精神医療チームの派遣は、国からの要請を受けて実施。2月2日〜3月3日にクルーズ船のほか、武漢から帰国した邦人らの滞在施設など5か所、のべ205隊、552人を派遣した。船内隔離期間の経過観察中、「これからどうなるのか」「船から飛び降りたい」と訴えるなど強いストレスで、精神的に追い詰められるケースが約100件あったという。

派遣されたメンバーは、2週間の経過観察が必要で、所属病院を休まざるを得ず、野木事務局長は「国に補償を求めたい」と言っていた（『日本経済新聞』2020年3月5日付）。

一方、自衛隊は、のべ2700人を投入した。「被害の予想もつかず、聞いたことのない感染症の名前だったので、『これからここに入って行くのか』と（いう気持ちが）あったのは、正直な感想です」と防衛省、町田一仁審議官は語っている。『NHK政治マガジン』特集記事「クルーズ船　自衛隊は何をした?」（2020年3月18日）で、町田一仁審議官の話は、次のようなものだった。

電波が入らず、携帯も通じなかった、大きな船だったが、中は狭くて当初は迷子になったという。薬不足に対応するために応援の3人に加えて、当初から乗り組んでいた薬剤師や厚労省の担当者とともに一日500件以上を処方し、船室に届けた。

厚労省の基準ではマスクと手袋着用だったが、自衛隊は防護服を着たうえで、手袋のつなぎ目を粘着テープでふさいだ。感染症対策の知識がある東北方面の衛生担当官が防護服の着脱を指導した。直接、乗客に接触しない隊員にも防護服の着用を義務付けた。防護服の着脱は困難で、トイレに苦労した。

2月10日、乗客全員にPCR検査を実施するという方針が出た後、特殊部隊「対特殊武器衛生隊」が投入された。この特殊部隊が患者の搬送にも携わった。自衛隊所有の救急車に運転席とベッドのある後部座席の間に仕切りを作り、テープで目張りをした。なお、任務にあたる自衛官は、2隻の民間フェリーに寝泊まりした。

のべ2700人を投入して、1名の感染者も出さなかったことは評価できるが、お亡くなりになった方がいらっしゃったことを考えれば、(任務の一翼を担った自衛隊として)成功したとは言えないと思う。

災害派遣医療チーム(DMAT)として参加した神奈川県DMAT調整本部長、阿南英明氏のコメントを『かながわ県のたより』(2020年4月号)から引用しておこう。

「2月5日、患者が多数発生していることが判明し、「これは災害だ」という知事命でDMAT出動の号令が早期に出されたことは画期的英断だった。調整本部長として朝から晩まで毎日、横浜市内にとどまらず県内全域、県外の医療機関と交渉調整をして760名におよぶ患者を搬送した。一方で、献身的に対応したＤＭＡＴ隊員が感染を理由に差別的扱いを受けたことは、残念至極だ」

阿南医師は現在、神奈川県医療危機対策統括官として引き続き、重い責任を負いながら活躍を続けている。

そのほかにも、個々人の体験や感想、評価などが発表されているが、網羅するには私の手に余る。今後のために、乗客・乗員、対策に関わった船内のドクター、医療団体、厚労省職員などの証言を集め、総合的な検証をおこなって欲しいと思っている。

■下船後6週目　隔離開始後8週目　2020年4月1日（水）

私は孤独だった。それに怒りと絶望がないまぜになっている。陸の人たちとは体験を共有できない。今、日本中で起こっている事態は、船のなかで経験したことだった。感染症にかかるかもしれないと心配しながら、その先にあるかもしれない重症化など得体の知れない事態に怯えながら船室に閉じ込められていた。

そして、下船後の今も疎外感を感じている。

友人に相談すればよいのだろうか？　いくら善意と親切心のある人だったとしても、同じ体験をしたわけではないのだから理解は難しいだろう。今回、理解しようと努力をしてくれた友人たちには感謝している。しかし、それ以上、微に入り細に入り理解を求めたら、お互いに重荷になるだろう。

母が教えていた裏千家茶道の機関誌は『淡交』という誌名だった。「淡い交わり」の意味である。千利休の弟子が有名な言葉、一期一会を茶道の心得として記している。一生に一度の出会いは、濃いものも淡いものもあるだろう。若い時はともかく、大人にとっては適度な距離を置いて、相手を尊重しながらも相手の領域に入り込まない人間関係が必要だし、快いだろう。しかし、今回は孤独に蝕まれそうだ。

ネットでカウンセリングができる方法を探した。オンラインカウンセリングのサイトがあった。臨床心理士の資格を持つというカウンセラーを選んだ。自称カウンセラーのなかには、町の占い師と変わらない人も多い。ともかく、一度お願いして専門的対応ができるようであれば続けようと思った。

そのカウンセラーは丁寧な対応で、経験もあるようだった。相談しているうちに何度も涙がでてきた。私の話を聞き、自分の経験からのみ判断せず、状況を整理してくれた。今まで口に出せなかったこと、感情の高まりも受け止めてもらったのは、この時期とても助かった。

「自分の感じている思いを言語化することは、とても大切なことです。ダイヤモンド・プリンセス号で経験したことをまとめていらっしゃるとのことですが、それはとてもよいことです。思い出して、フラッシュバックが起きるのは辛いことですが、無理をしない範囲で続けてください」と励ましてくれた。カウンセリングは4回ほどお願いして、一応打ち切りにした。

保健所の担当のAさん、カウンセラーのBさん、歯医者のCさんとの交流は得難い交流だった。友人の対応も、とても力強かった。「あなたは、表現できるのだからきっと乗り越えられる」と言ってくれた友人、「クルーズ船での体験を書き終わったら、あなたは忘れることができるわ」とくじけそうになるのを押しとどめてくれた友人。ほんとうに嬉しかった。

■下船後8週目　隔離開始後10週目

2020年4月15日（水）

下船して4週間が経過し、後知恵と言われればそれまでだが、あらためてクルーズ船での隔離以外の方法はなかったのか考えてみた。

なぜ、大黒ふ頭に帰還した直後に、乗客・乗員の下船を開始しなかったのだろう？

当初から、乗客乗員3711人を収容できる場所はないから、クルーズ船内での隔離は唯一の選択肢だった、と政府は言っていた。その結果、感染者の数はうなぎのぼりに増え、このまま船内にいたら全員が感染するのではないかと不安に苛まれた。

オリンピック選手村なら4000人近くの人数を収容できるだろうという意見があった。私もそう考えた。しかし、そのころは政府も東京都も2020年夏の東京オリンピック開催に向けて邁進していた。

冷静になって、乗客乗員3711人を国別、地域別に分類してみた。3711人中乗客は2666人（うち日本人は1281人）、乗務員は1045人になる。
①全員を東京都あるいは近郊に収容する必要はない。
②外国籍の方々は、乗客乗員を含めて2666＋αだから、各国にチャーター便を手配してもらって、直ちに帰国してもらう。
③日本人乗客乗員1281＋α（約100人）を県別に分類すれば、数十人から数百人に収まるので、自治体の準備する施設に送り届けてもらう。
後から入ってきた情報では、クルーズには関西、東北、北海道など多くの都道府県から参加

している。長距離バスで移送できる地域はバスで、北海道や九州のように遠距離ならばチャーター便で対応ができる。

参加者がやって来た地域は厚労省が把握していたはずだ。３７１１人というマスで対策をおこなうのではなく、細分化することで、より具体的な対策が可能になったのではないか。食事係の乗務員に感染者がいることが判明したことから、全員下船を提案した専門家もいたようである。

早期の全員下船が実現していたなら、船内での感染者の劇的増加も抑えられたたし、下船した乗客に向けられた心ない視線も避けられただろう。「感染症の巣の中にいる乗客・乗員」を陸に上げることへの不安な気持ちは理解できるが、各収容施設で納得できる態勢をとったならば、差別意識は和らいだ可能性がある。

「あなたもいつ感染者になるのか分からないのです。差別することなく、お互いを理解し合い、ともにウイルスと闘いましょう」というメッセージを首相には発して欲しかった。

■クルーズ船感染者の医療費を政府は未払い　下船後12週目　隔離開始後14週目
2020年4月29日（水）

びっくりして開いた口が塞がらない出来事が報道された。下船した感染者を医療施設が受け入れ始めたのは2月5日からだった。全国市長会、町村長会が各市町村で感染者を受け入れたが、その医療費が未払いのため、4月22日加藤勝信厚労相に支払いを要求したとの記事だった。感染症の患者を受け入れ始めた2月5日から、ほぼ3カ月経過していた。

毎日、ふ頭にはずらりと救急車が並んでいた。数十人の陽性者が搬送されるのに、2日ほどかかることもあった。受け入れ病院があらかじめ確保されていたわけではないから、緊急事態に対応してくれた病院の準備が整うのを確認しながら搬送していたためだと思う。厚労省職員も電話をかけ続けて、ご苦労されたことと思う。

そうした光景を見ていた私には、とても信じられないニュースだった。真っ先に市町村の苦労をねぎらい、医療費は上乗せして支払っているものとばかり思っていたからだ。

国民の健康のために税金の拠出するのをなぜそんなに渋るのだろうか。

これは、PCR検査実施の問題にも共通する。なぜ、PCR検査の実施件数が増えないのだろうか、と多くの人が不思議に思っている。一日の検査実施は平均して1万件に届いていない。

クルーズ船の隔離がおこなわれていたころの実施件数は、最大で300件だった。「医療崩壊を起こすので、PCR検査の実施は抑えたい」との政府の方針があった。「新型インフルエンザ等対策特別措置法」によって「感染した者は病院が収容する」ことになっているので、無症状でも陽性であれば入院させなければならない。すると、病床を無症状者が占めてしまい、重症者に早急な治療が必要であってもできなくなる、というのが「PCR検査の実施は抑える」という方針の根拠だった。

しかし、多くの識者、国民が「なんらかの症状があって患者が希望し、医師も必要性を認めた場合には検査を実施して欲しい」と声を上げたことで、無症状者、軽症者は自宅待機あるいは自治体の提供する宿泊施設に滞在して経過を観察する態勢が整ってきた。この処置によって重症者のためのベッドはある程度確保されることとなった。また、各都道府県の医師会が独自にPCR検査を始めた。

それにもかかわらず、PCR検査の実施件数は増えていない。厚労省所轄の検査所での検査実施を抑制しているのだろうか。このまま、対策を判断する基本データである検査を抑制しながら、対策を作り上げるとしたら、危険すぎる。なぜ、PCR検査を拡大しないか、不思議でたまらない。

その理由の最たるものは、やはり東京五輪だろう。是が非でも2021年には開催したい政府は、公表される感染者数を増やすわけにはいかないのだろう。

しかし、オリンピックは国際的なスポーツイベントだ。多くの国々から選手や観客がやって来る。あと一年で、世界中で感染が収束している可能性は極めて低いだろう。ワクチンの開発競争が加速しているが、全世界の人たちに来年のオリンピックまでに行き渡ることは考えにくい。延期のために使われる費用も莫大だ。オリンピックの開催を断念して、その費用を国民生活の支援に回すべきだと思う。

当初は、日本の国力がここ数年で著しく低下したのに伴って、政治家、官僚、専門家、技術者などの能力が低迷してしまったのだろうかと考えていた。

どうも、それだけではない気がした。ユーチューブで見た、検察庁法案の改正に反対する国会前ソーシャルディスタンスデモでの参加者の発言が気になった。

「なぜＰＣＲ検査の実施数が増えないのでしょうか。政府は医療費に金を払うのが嫌なのですよ」

「そんなことがあるはずがない」と思う人もいるだろう。しかし、クルーズ船の患者の医療費を払いたがらないという事実と符合させると、納得できる発言だった。

財政赤字は国家的重大問題だろう。しかし、新型コロナウイルスのパンデミック化が起こっている今、そのようなことを言っていられる時だろうか。あまつさえ、医療費、社会保障費の支出を抑える政策を継続していてよいのだろうか。

一方で、辺野古埋め立ては建設費が増大し続け、完成の目途もたたないのに、続行の方針は取り下げない。２０１９年４月10日、航空自衛隊三沢基地所属のF35A戦闘機が太平洋上で墜落したと岩屋防衛相（当時）が報告し、米国も見放したポンコツ戦闘機を１４７機も爆買いし、その総額は６兆２０００億円にのぼる（『Newsweek』２０１９年4月16日付）。そもそも税金の使い道を間違っていないだろうか。

国民の命と暮らしを守る政府になって欲しい。
＊4月29日時点で、ダイヤモンド・プリンセス号の感染者７２３人、死者13人、陽性率19・5％になっている。
＊感染者は約5人に1人の割合、感染者の死亡率は1・7％だ。
＊ダイヤモンド・プリンセス号の乗客乗員はすべてＰＣＲ検査を受けた。母集団が確定している事例として非常に貴重なデータになるだろう。

■現地対策本部報告書が発表される

2020年5月8日（金）

経過観察期間が終わってからも、毎日ではなかったが、引きずる思いを記してきた。5月1日に厚生労働省、ダイヤモンド・プリンセス号現地対策本部による「ダイヤモンド・プリンセス号現地対策本部報告書」（巻末資料①）が発表された。それを読んだ感想をまとめて、この日誌を一区切りしたい。

検疫が開始されるまでの経過と現地対策本部が立ち上げられた経過を報告書に沿ってまとめてみよう。

①1月25日に香港で下船した乗客が30日に発熱し、2月1日に新型コロナウイルスに感染していることを2月2日のＩＨＲ（ＷＨＯが管轄する「危機管理―国際保健規則」）通報により把握。2月3日午後に那覇検疫所より仮検疫済証の失効を船長に対して通告。

②3日20時40分、横浜港沖に停泊する同船に対し、横浜検疫所が臨船検疫を開始。4日晩にＰＣＲ検査の結果により陽性の乗客・乗員の存在が判明。

③5日5時、横浜検疫所長より船長に状況説明するとともに、正林審議官が乗船して船長に乗客の個室管理など感染防止策などを要請。ついで医療、薬事、感染対策等の対応チーム

が船内に派遣され活動を開始。
④10日朝に大臣より橋本副大臣および自見大臣政務官に現地派遣が指示される（以上巻末資料①より）。
⑤現地対策本部は2月11日に設置された。なお、ＩＨＲ改正国際保健規則の詳細については、巻末資料②を参照願いたい。

＊この記録から見ると、香港での感染判明の第一報は、ＷＨＯが管轄するＩＨＲ（危機管理—国際保健規則）から政府に届いていたことになる。本書29ページ「放置された『乗船者の感染陽性報告メール』」で述べたことの繰り返しとなるが、日本政府あてのＷＨＯからの正式通告を含めて、香港港プリンセス（クルーズ社）責任者からダイヤモンド・プリンセス号宛てのメール、香港政府感染症専門家からプリンセスクルーズ社宛ての連絡、合計3通があった。この三者のうち誰も感染爆発を防止する手立てを打たなかったし、協力して対応する姿勢もなかった。
感染症の正式な連絡は、香港行政府↓ＷＨＯ↓ＩＨＲ↓日本政府↓船長と伝えられた。

ＩＨＲによれば、「国際的な公衆衛生上の脅威となりうるすべての事象（ＰＨＥＩＣ）はＷＨＯに24時間以内の通告が義務である」（巻末資料②「改正国際保健規則、２００５年の改正点1．2」より）。

報道によって、私も含めて、多くの人が「香港から船長へのメール」は、香港政府から船長宛てに送られたものと誤解していたように思う。実際には3通の異なる連絡があった。軽々しく、香港政府から船長に伝達するような事例ではないことが分かる。

＊また、橋本岳厚生労働副大臣を本部長とする現地対策本部の設置は2月11日であり、隔離開始からすでに6日が経過している。下船開始までは残りわずか9日だ。これでは、船内の医療体制、乗客乗員のサポートが場当たり的になるのも当然である。しかしこの記録には、そういった反省点は見当たらない。

＊ドキュメンタリー番組や内部告発した岩田健太郎医師が「感染症の専門家が乗船していなかった」と述べているが、それはある時期には正確な状況説明であるだろう。しかし、この報告書によれば、感染対策などの対応チームが派遣され活動を開始と書かれている。報告書であれば、感染対策などといったあいまいな報告ではなく、何月何日からどの医療団体、医療組織から何人派遣されたかを明記すべきだと思う。これは、ここで述べられているDMAT、JMAT、AMAT、JCHO、日本赤十字社医療班、自衛隊医官、厚生労働省、検疫所などについても同様である。

＊陽性患者の日割りの報告、国籍、乗客か乗員かの区別など、知りたい情報をここから得る

ことはできない。そして、無症状者、軽症者、中症者、重症者のそれぞれの人数、搬送先の医療施設および搬送の人数、搬送振り分けの根拠となった病院の医療体制など、今後に生かすべき内容が欠けている。

＊この大雑把な報告には乗客乗員の思いも政府の対策の欠落点、今後に生かすべき反省点も記述されていない。持病の薬の配布にどれぐらい手間取り、それによる乗客乗員の被害はどの程度だったのか、大事な情報も皆無である。乗客は、食事係の乗員に感染者が出ていることは知らなかった。配膳の際、ドアの開閉を素早くおこなうように、マスクを着用するようにという指示は、配膳する乗務員からおこなわれた。

＊皿に盛りつけてステンレス製のナイフ・フォーク・スプーンを添えて配膳する方法は下船の2、3日前まで実施されていた。パッケージに詰められた外注の食事は、隔離が始まったと同時に開始すべきではなかったか。こうした検証もなされていない。

＊船室の衛生状態の悪化や医療体制の不備、いつ下船できるのかなど必死の思いで提出した「船内隔離者緊急ネットワークの要請文」（53ページ参照）」についての言及もなく、自発的に「乗客の不安を解消するためにアナウンスした」と報告している。1回目のアナウンスの内容も私が記憶している限りでは「厚生労働省副大臣の橋本岳です。一部の乗客の方々から、要請がでましたので、皆様の不安にお答えします」と始まった（70ページ参照）。

現地対策本部長とは名乗らなかったので、この船の管理責任として現地対策本部があること、現地対策本部長が厚労副大臣の橋本岳氏であることは、緊急ネットワークとつながりをもつまで知らなかった。

⑥アドバイザリーボードからの提案を踏まえ、乗客の情報不足による不安の解消のため、橋本副大臣から2回にわたり操舵室より船内アナウンスを実施。1回目（14日）は政府の今後の対応および高齢者等の移動について（70ページ参照）、2回目（18日）は検疫の見通しについてアナウンスした。

*ここで明らかになっているのは、船長の現状説明と激励はあくまで船長の責任においてなされたものであり、対策本部は内容についてどこまで指示補足があったのか不明ということだ。

⑦船長からは乗員および乗客に向け、随時アナウンスにて現状の説明と激励がなされた。

*指示命令系統も整わない状況で医療スタッフを送り込み、10日から急に対策本部が動き出したが、乗客の目にもきちんとした見通しもなく後手後手の場当たり的な対応としか見えなかった。

＊乗客の健康、命、人権を擁護しながら、要望をどのように吸い上げたらよいかという反省も明記されていない。

＊この報告書を読んでつくづく実感するのは、きちんとした実証と反省がないのだから次回同様なことが起きたとしても、同じようにあたふたと場当たり的に対応するのではないかという危惧の念ばかりである。

第4章

漂流する日本丸

日本丸と言っても、客船のにっぽん丸ではない。安倍首相が船長を務める日本列島のことだ。緊急事態が解除され感染者が増え続けている。東京都で爆発的に増加している感染者を各地に送り込む Go To キャンペーンが7月22日より開始になる。東京都は除外という意味不明の奇策が浮上している。ＳＮＳでは「＃GoTo キャンペーン中止して医療費に」というハッシュタグ付きのツイートが大量に送られている。ブラジルのように科学を無視して経済を優先し、コロナの感染者も死者も世界第２位にまで増やした国を後追いしている。

ダイヤモンド・プリンセス号での隔離生活が終わりに近づいたころ、「いったい政府はこの混乱をどのように収集するのだろうか。この混とん状態は、歴史で習った第二次世界大戦末期の軍部の統制のなさのようだ」と思ったことがよみがえる。ダイヤモンド・プリンセス号の経験をはじめ、今までの感染症対策の不備から何も学んでいないことの帰結だ。健康も命も人権も差し出して犠牲になった乗客乗員の思いは踏みにじられている。

隔離生活での不安と恐怖から抜け出すことができたのは、「船内隔離者緊急ネットワーク」とつながることができ、乗客有志と要請文を協力して提出することによって事態を打開することができたからだ。隔離生活中の船内での人との結びつきは船室の電話、携帯電話、スマートフォンなどを通してであった。リモートアクセスをいち早く実践した運動として後世記憶に残ることを願っている。

この間いろいろなことが起きた。「検察庁法改正に抗議します」とハッシュタグのついたツイートに多くの著名人が参加した。特に、平生はコマーシャルのスポンサーの意向を気にせずにはいられない芸能人が多数参加したことは画期的なことだった。それに対して「よく分かっていないのに意見を言うのはよくない」とお為ごかしみたいな反応が例によって続いた。専門家だといっても、自分の専門分野の自分の考えに合った学説を唱えるわけで、果たして「よく分かっている」と言えるだろうか。政権に配慮し思考停止をして、唯々諾々と従っている芸能人は、このようなことは言われないのも不思議なことだ。

小泉今日子さんの姿勢はすがすがしかった。朝ドラ「あまちゃん」での母親役も素敵だったけれど、自分の意見を堂々と述べて動じない姿には感銘を受けた。小泉純一郎が首相だった時、散々キョンキョンに言及をして「なんてたってアイドル」をテーマソングみたいにしていた。その頃、小泉今日子さんはどう思っていたのだろう。多分、事務所は「光栄なことだ」と歓迎していたと推察できるけれど、ご本人は果たして嬉しかったのかどうか。

ともかく、小泉今日子さんが大人の女性のロールモデルとなることは確かだし、少なくとも、私はファンになった。

自粛要請期間ということで、初めてテレビで国会中継を見た人も多いようだし、報道に関して自分の目で確かめる余裕ができた人も多いだろう。考える時間的な余裕もなく、馬車馬のように働かされる毎日では、思うように政権チェックもできないだろう。

小泉今日子さんのように自分で考え、自分で行動する人がひとりでも増えることを願っている。

ダイヤモンド・プリンセス号はウイルスによって、全身傷だらけになった。でも、傷は見えない。外国人特派員がダイヤモンド・プリンセス号を呼ぶときの独特のアクセントを思い出す。経過観察期間が終わった時、大黒ふ頭まで車を走らせて停泊している船に会いに行こうとさえ思った。様々な辛い思い出もあるけれど、一緒に困難な時を過ごした仲間なのだから。

ダイヤモンド・プリンセス号は3月24日夕刻7時から客室の電気を点滅させ、ARIGATOの文字を浮き上がらせて、翌25日ふ頭を去っていった。隔離生活中に船長がアナウンスで言っていた。

「物質が燃えて奇跡的に残った炭素のなかにダイヤモンドは生まれるのです。私たちも、この苦難の時を乗り越えて希少な価値のあるダイヤモンドになりましょう。私たちは一つの家族なのです」

きれいごとであることは確かだけれど、励まされる言葉だった。

現在はフィリピンのマニラ湾に停泊中だ。再び、ダイヤモンド・プリンセス号に乗船する気になるかどうかは今のところ、分からない。でも、懐かしい気持ちがこみ上げるのは確かだ。新型コロナウイルスがパンデミック化するにつれて、雪崩を打って様々な問題が露わになった。問題は雪崩の中にあるのではなく、雪がなくなって剝き出しになった山肌が露呈したのだ。

感染症に罹患し、死亡する確率は万人に平等ではなく、経済格差があることが明らかになった。非正規労働者はテレワークができないこと。医療・教育・研究をも経済的効率からのみ考えた結果、どのようなことが起きているだろう。ラッシュアワーに象徴される大都市圏と地方の問題。農業・漁業・林業などの第一次産業の保護と育成。グローバル経済のひずみ。数え上げれば、枚挙に暇がない。

ダイヤモンド・プリンセス号での隔離が始まってからまる5カ月が経った。下船後、経過観察期間が終了しても殆ど外出しないでいるうちに非常事態が始まった。隔離された客室からも自宅に居ても多くのことが透けて見えた。

しかし、もう多くを語ったので、繰り言はやめにしよう。体験を語った後は、読者に判断を任せて、静かに退場したい。

近所の公園では去年と同様にカルガモに雛が生まれ、親鳥にまとわりついて泳いでいる。それを見て喜ぶ幼児の姿も愛らしい。緑道では、オナガやシジュウカラが囀っている。6月に入ってから、30度近い夏日が続いている。午後、散歩をして公園で読書をするのが楽しみだったが、暑くてたまらない。

散歩の時間は朝食前にずらす必要があるだろう。一説によると、今年はロックダウンなどによって大気汚染が解消し、日差しが直接地表に届いているとのことだ。海面温度が下がるにはまだ時間がかかるのだろう。

昨年11月に謎の風邪症状を患ってから、手術した右の股関節がずっと痛んでいた。しかし、7カ月が経過して痛みも薄らいできた。

「武漢の研究所からウイルスが流出した」という証拠のないことで国際社会がいがみ合うのはやめにして欲しい。中国の強権的な人権侵害等を容認することはもちろんできないが、まだまだ未知の分野の多いこのウイルスに対処するためには、国際的な協力と連帯が必要なのだから。

自然の恵みを享受しつつ、人類より長い歴史を刻んでいるウイルスとどうやって共存できるのだろうかと、科学に基づいて考えることが、私たちが子孫に残すべき財産だろう。

◆あとがきにかえて

ずいぶん時間がかかってしまったが、ようやく書き上げることができた。もはやダイヤモンド・プリンセス号での感染爆発は「そう言えば、そんなこともあったっけ」といった出来事になっているかもしれない。もっと早く書けば世間の耳目を集めたかもしれないが、自分の精神状態を労わりながらの作業としては個人的には満足している。

いまだに、政府の無策どころか無謀な政策に国民は右往左往している。これはひとえに政府が経験から学ばないという態度に起因していると思う。ひとつひとつの出来事を大事に受け止めて次に生かすという姿勢が欠如していることをダイヤモンド・プリンセス号の乗客として痛感せざるをえない。

ここまで、書き続けることができたのは多くの友人知人と家族の支えのたまものだと思う。

このような昔話を思い出す。

「一羽の鳥がかえるをくわえて広い湖を渡ろうとしていた。それを見ていた仲間ややじうまが『そんな無理なことをするのではない』と口々に見上げながら叫んだ。そこで、反論したらかえるを落とすことになるのだから黙って自分のやるべきことを最後まで黙って湖のあちら側まで着くまで飛び続けた」

私の場合、周囲の雑音というより自分自身の心の声と闘わなければならなかったように思う。すれ違っただけの方々からも多くを教えていただいた。船内での乗員や医療関係者の方々も含めて感謝を申し上げたい。

しかし、一番感謝の言葉を差し上げたいのは、船内隔離者緊急ネットワークの代表だった千田忠さんだ。隔離生活最後の数日は船内での活動に奔走する千田さんについていくことによって「自分が動けば事態も動く」という実感が不安感を克服していったように思う。また、資料のいくつかを提供して頂き、たいへん大きな助けとなった。

友人のひとりが言ったように「書いたら忘れることができる」を実感している。新型コロナウイルス対応は政府に働きかけながら、自分自身もクルーズ船での経験を生かして防衛することも大切だろう。そして、この時期にもかかわらず働き続けなくてはならないエッセンシャルワーカー、医療従事者、満員電車で通勤しなければならない方々をどうしたら支援できるのだろうかと考えている。

また、コロナ禍が収束した時にどのような社会が多くのひとびとにやさしい社会となれるのか、高齢者としても考えていきたい。

2／18	火		8：32～閣議 18：07～新型コロナウイルス感染症対策本部			午前：浜田内閣官房参与 午後：茂木外相、加藤厚労相、杉山米大使、西村、岡田、杉山官房副長官、デケット米下院議員 18：26～報道各社インタビュー	18：39～赤羽国土交通相 太田昭宏前代表、斎藤鉄夫幹事長ら公明党関係者と会食	21：02 自宅に戻る
2／19	水		17：17～全世代型社会保障検討会議	見原宏下関ふく連盟理事長ら		午前：9：54　報道各社のインタビュー 午後：山口公明党代表 西村、岡田、杉田各官房副長官、沖田内閣危機管理監、北村国家安全保障局長ら		9：53　官邸 18：58 自宅に戻る
2／20	木		17：17 月例経済報告関係閣僚会議	14：12 ポーランドのグロツキー上院議員表敬		16：00～西村、岡田、杉田各官房副長官、長谷川、今井両首相補佐官 18：50～報道各社インタビュー	19：01～評論家の金美齢、衆参自民党議員の城内実、池田佳隆、石川昭政、小野田紀美らと会食	午前：官邸 21：27 自宅に戻る
2／21	金		8：33 閣議			午前：茂木外相 午後：北村国家安全保障局長、菅、岡田、西村、杉田正副官房長官、長谷川、今井首相補佐官、秋葉外務省事務次官、加藤厚労相らと面談	17：04～自民党と各種団体の懇談会であいさつ 18：57～山口自民党組織運動本部長、稲田朋美、三ツ林裕巳、神山佐市両衆院議員、西村官房副長官らと会食	8：21 官邸 21：18 自宅に戻る

（朝日新聞朝刊首相動静を参考）

2／12	水	8：51～国会 午後：国会	8：26～新型コロナウイルス感染症対策本部				17：16～自民党と各種団体との懇談会 18：36～20：40公邸にて弁護士小長啓一、政治評論家杉浦正章と食事	
2／13	木	午後：国会衆議院本会議	18：19新型コロナウイルス感染症対策本部			午前：平田五輪・パラリンピック推進本部事務局長 18：36～加藤厚労相	19：03～精神科医の後援会「晋精会」あいさつ 19：40～細田派麻生派3回生らと会食、細田、麻生同席	20：48自宅に戻る
2／14	金		対策本部会議あり			午前：報道各社インタビューほか 午後：政府・与党連絡会議ほか多数	18：39～日経新聞会長、社長、長谷川、今井両首相補佐官と会食	
2／15	土					菅、西村、岡田、杉田正副官房長官、のち加藤厚労相加わる		午前：自宅 15：24自宅に戻る
2／16	日		対策本部会議あり 17：01～新型コロナウイルス感染症対策専門家会議初会合					午前：自宅
2／17	月	午前午後：衆院第一委員室、衆院予算委員会				18：19官邸 18：25加藤厚労相、菅、西村、岡田、杉田正副官房長官ら	19：25～20：45公邸 倉井三菱ガス化学会長、玉木タマホーム会長、松沢電気興業社長、熊谷GMOインターネット会長兼社長らと会食	

巻末資料④

安倍総理日課記録　2020年2月5日～2月21日

月日	曜日	国会	会議	公務ほか	提言受取	面談	会食（支援者・団体）	自宅・公邸
2／5	水	衆院予算委員会（午前・午後）	新型コロナウイルス感染症対策本部 18：14～			西村明宏官房副長官 加藤勝信厚労相ら		18：38 公邸に戻る
2／6	木	衆院本会議（午後）	新型コロナウイルス感染症対策本部 19：02～		公明党新型コロナウイルス感染症対策本部長らから提言書受取 11：46	西村明宏官房副長官	民放解説研究会新年会 19：27～	
2／7	金				自民党新型コロナウイルスか関連肺炎対策本部らの提言書受取 10：32～	日本ポルトガル友好議員連盟議員、北方領土元島民らと懇談	稲田朋美、ＪＸＴＧホールディングス関係者と会食 18：43～	
2／8	土					午後：加藤厚労相、菅官房長官ほか 報道各社インタビュー		午前：自宅
2／9	日					加藤厚労相、西村、岡田、杉田副官房長官	HAIR GUEST にて散髪	午前：自宅 18：33 自宅に戻る
2／10	月			エストニア首相と首脳会談 共同記者発表、夕食会		午前：西村経済再生相、平田五輪パラ推進本部事務局長 午後：今井首相補佐官、秋葉外務事務次官		
2／11	火					加藤厚労相、菅、西村、岡田、杉田正副官房長官		午前：公邸 15：37 自宅に戻る

巻末資料③

国内外新型コロナウイルス関連主要出来事とクルーズ船出来事（矢口作成）

日付	国内外主要出来事	クルーズ船出来事
2019/12/31	武漢で原因不明の肺炎の事例が WHO 中国事務所に通知される	
2020/1/03	原因不明の肺炎患者 44 人が中国当局から WHO に報告される。うち、11 人が重症。	
2020/1/15	国内で covid-19 感染者初確認	
1/20		横浜港出航
1/22		鹿児島入港
1/23	武漢封鎖	
1/25	春節：で中国客多数来日	香港入港、春節でほとんど閉店
1/27		ベトナム、チャンメイ港入港
1/28	武漢へチャーター便派遣	ベトナム、カイラン港入港
1/30	武漢チャーター便第 2 便羽田到着 WHO　新型コロナウイルス拡大緊急事態宣言	
1/31	武漢チャーター便第 3 便羽田到着	台湾、基隆港入港
2/01	沖縄、那覇港入港	
2/03		午後 8 時、横浜港沖に停泊
2/04		下船予定が延期
2/05		船内隔離開始
2/07	武漢チャーター便第 4 便羽田到着	
2/17	武漢チャーター便第 5 便羽田到着 専門家会議初会合	
2/19		乗客下船開始
2/21		乗客下船終了
2/27	全国一斉休校陽性、3 週間	乗務員下船開始
3/01		乗務員下船終了：船内維持作業に残っていた 63 人とチャーター便を待つインドネシア人
3/02	全国一斉休校開始	
3/05	習近平来日延期決定	
3/11	WTO 新型コロナウイルスのパンデミック宣言	
3/16		乗務員約 240 人経過観察期間終了 施設の税務大学校を離れる
3/24	2020 年東京五輪延期決定	
3/25		消毒作業を終え、横浜港を離岸
4/07	緊急事態宣言：東京都、大阪府、埼玉、神奈川、千葉、兵庫、福岡の各県に発令される。5 月 6 日まで	
4/16	緊急事態宣言を全国に拡大することを宣言。期間は同じ	
4/22		全国市長会、全国町村長会がダイヤモンドプリンセス号の患者受け入れの医療費が未払いなので、加藤勝信厚労相に支払いを要求

改正国際保健規則

Revised International Health Regulations (IHR2005)

英語版　https://www.who.int/ihr/about
the International Health Regulations, IHR (2005) は、国際的な保健安全保障のために協力する目的で WHO 加盟国を含む１９６か国の合意を表明している。
IHR を通して、各国は公衆衛生に関する出来事を調査、査定、報告する能力を構築することに合意した。WHO は調整役となり、賛同国とともに、諸国が能力を構築する手助けとなる。
IHR は、交通と交易の混乱を最小限にとどめるため、近隣諸国への健康危機の拡大を制限し、不許可な旅行や交易を阻止する目的で、港湾、空港、陸上の交差路での特定された方策にも関与している。
（訳：矢口）

厚労省による日本語版　https://www.mhlw.go.jp

世界保健機関（WHO）による危機管理　—　国際保健規則　—

● 世界保健機構（WHO）憲章第２１条に基づく国際規制。
● その目的は、国際交通に与える影響を最小限に抑えつつ、疾病の国際的伝播を最大限防止すること。
● 2005 年の改正前は黄熱、コレラ、ペストの３疾患を対象としていたが、
－昨今の SARS, 鳥インフルエンザ等の新興・再興感染症による健康危機に対応できていないこと
－各国のコンプライアンスを確保する機序の欠如
－ WHO と各国との協力体制の欠如
－現実の脅威となったテロリズムへの対策強化の必要性が指摘され、大規模な改正が行われた。

２００５年の改正点
1. 対象の拡大
   従来、黄熱、コレラ、ペストの３疾を対象としていた物が、原因を問わず、国際的な公衆衛生上の脅威となりうる全ての事象（PHEIC）へと広がられた。
   PHEIC: Public Health Emergency of International Concern
2. WHO への通告義務
   PHEIC を検知してから２４時間以内の通告を義務化。
3. 国内連絡窓口の設置
   National Focal Point　(NFP) を２４時間いつでもアクセス可能とする。
4. 加盟国の体制整備
5. WHO の勧告
6. IHR 専門家名簿の作成
7. 出入り口での検疫から、地域内封じ込めへ

4. 海外への出国

・検疫期間中、各国から乗員・乗客のチャーター便等による出国要請があった場合には、下記の通り下船を認めた。荷物や人員の搬送には自衛隊が協力を行った。また名簿の確認等のため横浜検疫所及び厚生労働省職員が対応を行った。

»アメリカ（2月17日）：329名（うち乗員4名）

»韓国（2月19日）：7名（うち乗員4名）

»オーストラリア（2月20日）：170名（うち乗員1名）

»イスラエル（2月20日）：11名（乗員0名）

»香港（2月20日、21日、23日）：195名（乗員0名）

»カナダ（2月21日）：129名（うち乗員3名）

»台湾（2月21日）：19名（乗員0名）

»イタリア/EU（2月21日）：37名（うち乗員20名）

»イギリス（2月22日）：32名（うち乗員11名）

»ロシア（2月22日）：8名（乗員0名）

»フィリピン（2月25日）：445名（うち乗員441名）

»インド（2月26日）：124名（うち乗員118名）

»インドネシア（3月1日）：69名（うち乗員69名）

10）iPhone 配布および LINE アプリを使用した相談サービス等の提供

»乗客および乗員の情報アクセス機会の不足を解消するため、LINE 株式会社およびソフトバンク株式会社、株式会社ブリックス、および総務省の協力を得て、下記のサービスを設定した LINE アプリをインストールした iPhone2,000 台を乗員乗客の全船室に配布した。

»提供サービス：「よくある質問」（日本語のみ）

厚生労働省の専用アプリにリンクして、FAQ から回答を提供。

”薬に関する要望受付（日英対応）

薬に関する要望（薬についての質問、配達状況の確認等）を受け付け。情報は船内薬剤師と共有され、必要があれば船内薬剤師が客室に内線で連絡。

”心のケア相談（日英対応）

チャットによる不安や悩みの相談に対応するほか、看護師または心理カウンセラーがチャットで対応（必要に応じ、電話に切り替え）。

”医師への相談予約（日英対応）

相談希望時間を予約し、予約時間に医師から電話し、相談に対応。場合によっては船内メディカルセンターと連携。

»配布した端末は、乗客については下船後に乗員および厚生労働省により可能な範囲で船室から回収、乗員については 2 月 28 日に船内で回収し、いずれも厚生労働省職員において消毒・梱包等を行った。

»なお、総務省により Wi-Fi や携帯電話の通信環境の改善が図られた。また総務省より支援スタッフ用にトランシーバー等の貸与を受けた。

11）船内アナウンス等

»アドバイザリーボードからの提案を踏まえ、乗客の情報不足による不安の解消のため、橋本副大臣から 2 回にわたり操舵室より船内アナウンスを実施。1 回目（14 日）は政府の今後の対応および高齢者等の移動について、2 回目（18 日）は検疫終了の見通しについてアナウンスした（続けて同内容を船長が英語でアナウンスした）。

» 19 日には、2 回目のアナウンスと同じ内容の手紙（日本語、英語）を全乗客の船室に配布し、周知を図った。なお船長からは乗員および乗客に向け、随時アナウンスにて現状の説明と激励がなされた。

15日（1名）、16日（15名）、17日（28名）、合計55名が自衛隊の協力を得て政府宿泊施設に移動を行った。

6）検疫終了者の下船

»前述の検疫終了の要件を確認するため、2月11日から開始した計画的な検体採取に加え、15日からは乗客への全室問診による健康チェックを行い、乗客の検疫終了の要件を満たす対象者を随時決定した。

»下船にあたっては、下船及び荷物の回収等の時間等を記した案内に加え、上陸の許可に関する書面（上陸許可証）および健康カードを対象者の船室に配布した。また下船時の健康確認として、検疫所がサーモグラフィーを設置して発熱者がいないことを確認した。

»以上の手順により19日（443名）、20日（274名）、21日（253名）の3日間にわたり合計970名が検疫を終了し、下船した。

»下船日の朝、船の依頼を受け、自衛隊が乗客の荷物の回収及び積み込み等を行った。下船後は、ターミナルから横浜駅や羽田空港等まで、横浜市交通局の協力を得てバスで輸送を行った。

7）検疫継続者の宿泊施設への移動

»乗客のうち2月5日以降に同室者が陽性であった等、濃厚接触者とされ
た方89名については、22日に政府が用意した国内宿泊施設に自衛隊の協力を得て移送し、そこで検疫を継続することとした。

8）船室の消毒・清掃

»船長より船室を消毒する業者を紹介するよう要請があり、株式会社コーナンが14日（10室）、15日（48室）と合計58室の消毒を実施した。

»船長からの要請により、乗員間での感染拡大を防ぎ個室での管理を急ぐ観点から、検疫終了等により陰性が確認された乗客が下船した船室について、感染症の専門家の指導を受け、厚生労働省、検疫所、日本赤十字社で23日（126室）、24日（17室）、合計143室の清掃・消毒を実施した

9）乗員の宿泊施設への移動

»有症状者以外の乗員については、14日から全員の健康チェック、20日から全員の検体採取・PCR検査を実施した。

»政府の用意した宿泊施設にて検疫を継続することとし27日（91名）、28日（82名）、3月1日（62名）に合計235名が移動した。（同じく宿泊施設で健康観察を行った医療スタッフ2名（横浜港入港後に乗船）を除く。）

»移動は自衛隊が担当した。

3）医薬品ニーズへの対応について

»検疫開始後、医薬品の要望が多数寄せられた。船外検疫所の取揃えおよび船内薬剤部門での対応を行った。

»併せて、船内メディカルセンターやDMATによる処方対応、専用内線ダイヤルやLINEによる薬剤相談に当直帯を含めて対応した。

»上記の実施にあたっては、日本薬剤師会、日本病院薬剤師会、東京都薬剤師会、神奈川県薬剤師会、練馬区薬剤師会、神奈川県病院薬剤師会、埼玉県病院薬剤師会、国立病院機構、地域医療機能推進機構、国立国際医療研究センター、国際医療福祉大学病院、保生堂薬局、日本医薬品卸売業連合会、メディセオ、東邦薬品、泉ライフ薬局、たーとす薬局、しばた薬局大泉学園店ほか多数の個人の方々のご支援をいただいた。

»最終的な対応件数は下記のとおり。薬剤関係対応件数：総数延べ約2,300件（名）

4）船内の感染拡大対策

»2月5日に厚生労働省より船長に対し、乗客・乗員の感染拡大対策を行うよう要請した。具体的には乗客の船室での個室管理（運動機能低下防止のための時間差を設けた散歩を除く）、乗員のマスク着用や衛生管理教育等を実施した。また船の空調担当エンジニアより同日には船内の空気の循環を止める対応が行われた。

»現地対策本部員やDMAT等支援チームの感染制御については、定例ミーティングでお互いに注意喚起しながら、資料「クルーズ船『ダイヤモンド・プリンセス号』内の感染制御策について」＊1 および「クルーズ船内で医療救護活動に従事されている皆様へ」＊2 記載の通り、適切に実施した。

»これらの対策については、国立感染症研究所、日本環境感染学会DICT（岩手医科大学、東京慈恵会医科大学、東京医療保健大学、長崎大学）、国際医療福祉大学、国立国際医療研究センター等の専門家によるご指導をいただきながら適時適切に改善を重ねて実施した。

＊1　https://www.mhlw.go.jp/stf/seisakunitsuite/newpage_09646.html

＊2　https://www.mhlw.go.jp/content/10900000/000596279.pdf

5）希望者の宿泊施設での検疫継続（早期の国内施設への移送）

»潜伏期間が経過するまでの期間、限られた空間で長期滞在を要する中で、船内環境、年齢、基礎疾患等を考慮し、COVID-19感染症とは別に健康確保の観点からリスクが高いと考えられる方への対応として、PCR検査で陰性が確認された方のうち、希望される高齢者等には、下船して政府が用意した宿泊施設に移動して検疫を継続する取り組みを行うこととした。

»2月11日から上記に該当しうる者への検体採取を計画的に行い対象者の選定を行った。移動前日に対象者に意向を確認し、希望者を決定した。以上の手順により14日（11名）、

よる健康確認および下船時のサーモグラフィーによる検温により健康状態に問題がないことの３点とする。また、乗員についても同様とする。

»同室者に陽性者が出た場合は、陽性者が居室を離れてから 24 時間を経過した時点を健康観察期間の起算点とする。

»２月５日より船室での管理が開始されている乗客の検疫を優先し、乗員については乗客下船後に開始する。宿泊施設の準備が整い次第陸上に移送して検疫を続行する。

»陽性判明者および有症状者（COVID-19 によらないものを含む）は、医療機関に搬送する。その際、緊急性の高い者を優先する。

»他国よりチャーター便での乗客乗員の帰国が求められた場合には、当該国の求める条件に該当する対象者を下船させ、帰国させる。

»感染拡大対策や、医療や薬剤のニーズへの対応、精神面でのケア、乗客乗員の情報不足対策等については、状況に応じ、各支援チーム等の協力を得つつ実施する。

2）医療ニーズへの対応

» COVID-19 か否かによらず、緊急医療を要する者または医師が船内生活困難と判断した者（有症状）をカテゴリー I、COVID-19 による健康被害のリスクが高い者（ハイリスク者）をカテゴリー II、COVID-19 の PCR 検査陽性の者（無症状）をカテゴリー III と分類し、問診、診察、船外医療機関への搬送等の医療ニーズへの対応を行った。

»また並行して、乗客の検疫終了や乗員の健康スクリーニングのため全乗客・乗員を対象とした PCR 検査の検体採取、健康確認も計画的に進めた。

»上記の医学的対応は、船内メディカルセンターに加え、船内 DMAT、JMAT、AMAT、JCHO、日本赤十字社医療班、自衛隊医官、厚生労働省および検疫所が協力・連携して実施した。

»搬送先医療機関の調整は、DMAT、神奈川県、厚生労働省が連携して行った。搬送は状況により横浜市消防局救急車、民間救急車、自衛隊救急車が行い、また陽性無症状者については自衛隊のバスによる搬送も行った。

» DPAT が不眠など精神的なニーズへの対応、国立長寿医療研究センターが高齢者の要望の汲み取りなどを行った。

»最終的な累計実施数等については下記の通り。

” 検体採取および PCR 検査：3622 名、うち陽性数 712 名（乗員・乗客数 3711 人中の陽性者。乗員・乗客数と検査件数との差は PCR 検査前にチャーター機で帰国した方等。検疫終了（上陸）後のフォローアップで国内事例として感染が確認された者を除く。）

” 診察実績：受付 766 件、電話対応 432 件、往診 548 件

” 搬送実績：総数 704 人（うちカテゴリー I182 人、カテゴリー III586 人、家族など 42 人）

令和２年５月１日

ダイヤモンド・プリンセス号現地対策本部報告書

厚生労働省
ダイヤモンド・プリンセス号現地対策本部

1. 人員体制

・現地対策本部長：橋本岳厚生労働副大臣

・現地対策本部長代理：自見はなこ厚生労働大臣政務官

・現地対策本部員：正林督章厚生労働省大臣官房審議官、大坪寛子厚生労働省大臣官房審議官ほか本省より 17 名

2. 本部設置および活動の経緯

・クルーズ船ダイヤモンド･プリンセス号は、1 月 20 日に横浜を出港。鹿児島港（1 月 22 日）、香港港（1 月 25 日）、那覇港（2 月 1 日）を経由して２月３日に横浜港沖に到着。

・１月 25 日に香港で下船した乗客が 30 日に発熱し２月１日に新型コロナウイルスに感染していることを２月２日の IHR 通報により把握。3 日午後に那覇検疫所より仮検疫済証の失効を船長に対して通告。

・３日 20 時 40 分、横浜港沖に停泊する同船に対し、横浜検疫所が臨船検疫を開始。4 日晩に PCR 検査の結果により陽性の乗客・乗員の存在が判明。

・5 日５時、横浜検疫所長より船長に状況説明するとともに、正林審議官が乗船して船長に乗客の個室管理など感染防止策等を要請。ついで医療、薬事、感染対策等の対応チームが船内に派遣され活動を開始。

・10 日朝に大臣より橋本副大臣および自見大臣政務官に現地派遣が指示される。大坪審議官は 11 日に現地確認ののち 14 日より派遣。他現地対策本部員は随時派遣および派遣終了。

・11 日付で厚生労働省現地対策本部設置

・船長以下横浜入港時の乗員・乗客が３月１日までに全て下船したことをもって、同日に、現地対策本部から本部長以下本部員は下船、現地での常駐対応を終了。

3. 主な業務実施内容

1）基本方針の検討

・本省と随時協議を行い、検疫の基本方針を検討。最終的な方針は下記の通り。

»乗客の検疫終了の要件は、(1) 個室管理における健康観察期間 14 日間の経過、(2) 健康観察期間中（潜伏期間を考慮し個室管理開始を起算日として可能な限り５日目以降）の新型コロナウイルスの PCR 検査以下、PCR 検査とのみ記す）において陰性、(3) 医師に

巻末資料

■ 著者紹介

矢口椛子（やぐち　かこ）

1950 年東京生
立教大英米文学研究科修士課程修了
早稲田大学大学院アジア太平洋研究科中退
横浜市の私立高校に 27 年間英語専任教員として勤務
NGO にて通訳翻訳業務のかたわらエージェントを通して通訳業務
2020 年 1 月、ダイヤモンド・プリンセス号のクルーズ、横浜発着 16 日間「初春の東南アジア大航海」に夫とともに参加した。
現代俳句協会会員

■ カバー・口絵写真　著者撮影

組　　版　　GALLAP
装　　幀　　守谷義明＋六月舎
編集担当　　須貝香織（合同出版編集部）

新型コロナ感染
ダイヤモンド・プリンセス号に隔離された
30日間の記録

2020年10月31日　初版第1刷発行

著　者　矢口椛子
発行者　坂上美樹
発行所　合同出版株式会社
東京都千代田区神田神保町1-44
郵便番号　101-0051
電話03（3294）3506　FAX 03（3294）3509
ＵＲＬ：www.godo-shuppan.co.jp/
振替　00180-9-65422
印刷・製本　株式会社シナノ

■刊行図書リストを無料進呈いたします。
■落丁乱丁の際はお取り換えいたします。

ISBN978-4-7726-1434-4　NDC360　188 × 130